マイクロスコープ導入の第一歩を2人のエキスパートがお助け！

"脱・初心者"に効く1冊

はじめての顕微鏡

マイクロスコープが「見える」「使える」ようになる本

三橋 純／寺内吉継　著

クインテッセンス出版株式会社　2018

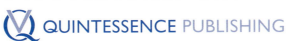

Berlin | Chicago | Tokyo
Barcelona | London | Milan | Mexico City | Paris | Prague | Seoul | Warsaw
Beijing | Istanbul | Sao Paulo | Zagreb

はじめに

　顕微鏡歯科治療は，心理的・技術的な参入障壁が高い．顕微鏡を購入してもすぐに治療に使えるようになるわけではないため，「買ったけれども置いてあるだけ」という先生もいらっしゃるのではないだろうか？

　しかし，一度，その仕組みや使用する際の"コツ"を身に着けてしまえば，顕微鏡は，「なくてはならない，治療のパートナー」に早変わりする．肉眼で見える範囲であっても，顕微鏡を通して「精密」に見ると，まったくの別世界が広がっている．"見ていたのに見落としていた"歯面の段差・ギャップや亀裂，外科治療を行った際の残根を確認すると，顕微鏡の有用性を再認識することになる．

　また，顕微鏡の登場によって，まったく治療方法が変わってしまったのが歯内療法である．根管内は暗く狭い．このため，顕微鏡を使用した歯内療法が行われるようになる前の時代の治療は，すべて「経験」「解剖学的な根管形態の特徴に関する知識」「手指の感覚」を主体として進められていた．肉眼で見える範囲は限られているため，感染象牙質や歯髄の除去は勘が頼りであった．さらに，治療結果が良好にいかなかった場合は，術後エックス線写真をもとに失敗原因を統計的に予測して再治療を行うことになるが，「手探り」で行う治療では，何度やっても原因が除去できる可能性は非常に低かったと言える．

　ところが顕微鏡の登場により，上記の問題点がほぼすべて解決した．暗く狭かった根管内が明るく広く見えるようになり，感染象牙質や歯髄，そして術前にCTで確認したMB2根管も即座に発見できる．また，歯内を見て確認しながら治療をしていると，"自分の治療の正しさ"をリアルタイムに実感できるため，患者との情報共有がスムーズになり，コミュニケーション能力も向上する．さらに，顕微鏡治療にも慣れ，治療結果への確信度が飛躍的に向上すると，治療の範囲がさまざまな意味で広がっていく．歯内療法で言えば，レッジの発見と除去，穿孔部発見と封鎖，破折器具除去といった，難度の高い症例にもチャレンジ可能になっていくのである．

　このように，顕微鏡は先生方の歯科治療に無限の選択肢とポテンシャルを与えてくれる，"魔法のアイテム"である．ぜひ最初の心理的・技術的参入障壁をクリアし，現状に満足することなく貪欲に使いこなしていただきたい．本書では顕微鏡の基本的な使用法を最短距離でマスターするためのポイントをまとめさせていただいた．皆さんにとって，顕微鏡歯科治療を効果的に行うためのガイドブックになれば幸いである．

2018年3月　　寺内吉継

Contents

PART 1　まずは押さえておきたい基本から　7

1　顕微鏡は臨床に何をもたらす？　8
2　顕微鏡の基本構造　10
　　One Point [ワンポイント]　顕微鏡の固定方法のオプション　11
3　顕微鏡の心臓部・鏡体のしくみと構造　12
　　1　鏡体のしくみ　12
　　2　鏡体の構造　13
4　機種を選ぶときに覚えておきたいオプションいろいろ　14
　　1　バリオフォーカスレンズ　14
　　2　フットペダル　15
　　3　アングルローテーション　16
　　4　フォルダブルチューブ　17
　　5　ウルトラロー　17
　　6　アウトラインレティクル　18
　　7　光源　19
5　こだわって選びたい！　治療の精度と効率をあげるインスツルメント　20
　　1　スツール　20
　　2　ミラー　22
　　3　マクラ　24

PART 2　"見える"顕微鏡にするための設定・オプション　25

1　"見える"顕微鏡にするための設定　26
　　1　視度を調整する　26
　　2　瞳孔間距離を合わせる　28
　　　　One Point [ワンポイント]　どうしても像が1つに見えないときは？　29
　　3　フリクションを調整する　30
　　　　One Point [ワンポイント]　注意！　緩んではいけないネジ，ツマミ　30
2　実際に使うその前に　32
　　1　レンズカバーを装着する　32
　　　　One Point [ワンポイント]　見落としがちな患者の目線　33
　　2　ドレーピングをする　33
　　3　キャップを付けてノブを回しやすくする　35
　　4　フィルターを確認する　35

PART 3　利点だけでなく欠点も知っておこう　37

1　顕微鏡を使いこなすために欠点と克服法を知っておこう　38
　　1　顕微鏡を使いこなすために欠点と克服法を知っておこう　38
　　　　One Point [ワンポイント]　斜めから見て確認！　39
　　　　One Point [ワンポイント]　顕微鏡下で垂直的位置関係を把握するには　42
　　　　One Point [ワンポイント]　顕微鏡下で深さの異なる場所を正確に削る練習方法　42

PART 4　使いこなすためのstep by step　43

1　拡大視野に慣れよう　44
　　1　手に持った抜去歯を顕微鏡で観察しよう　44
　　2　顕微鏡下の作業域に慣れよう　45
　　3　倍率ツマミの操作に慣れよう　45
2　視野を動かしてみよう　46
　　1　観察対象が大きく動くことに目を慣らそう　46
　　2　視界全体が大きく動くことに慣れよう　47
3　フォーカス調整に慣れよう　48
　　1　倍率を変えたらフォーカスの調整が必要　48
　　2　フォーカスの調整方法　48
4　ピックアップリターンを練習しよう　50
　　One Point［ワンポイント］　直線ではなく，円形の軌道を描くような動作を心がける　51
5　模型に触ってみよう　52
6　顕微鏡の素晴らしさを実感してみよう　53
　　One Point［ワンポイント］　臨床で行う際の注意点　55
7　口腔内を観察してみよう　56
8　ミラーテクニックを使って視野を広げよう　58
9　ミラーテクニックを習得するために　60
　　1　下顎のミラーテクニックのトレーニング　60
　　　One Point［ワンポイント］　見たければ，見るな！　61
　　　One Point［ワンポイント］　ハンドル付きのファイルを使おう　62
　　2　冷却水の飛沫によるミラーの曇りを避ける方法　62
　　　One Point［ワンポイント］　口腔内での器具のポジションがポイント　63
　　3　頰粘膜と舌の圧排　64
　　　One Point［ワンポイント］　ミラーを置く位置で安定した視野を確保　65

PART 5　ポジショニングの基本と使い分け　67

1　"見える"ということとポジショニング　68
　　1　顕微鏡治療における"見える"ということとは　68
2　代表的なポジション　70
　　1　10時のポジション　70
　　2　8時のポジション　71
　　3　12時のポジション（上顎）　72
　　　One Point［ワンポイント］　アシスタントの注意事項　72
　　4　12時のポジション（下顎）　73
　　　One Point［ワンポイント］　ワンパターンが大切　73
3　理解しておくべき関連事項　74
　　1　歯に対するインスツルメントの方向とハンドピース装着の有無　74
　　2　手が安定することの重要性　75
　　3　ハンドピースの持ち方で"自由度"と"操作性"が変わる　75
　　4　患者の頭位の調整でポジショニングが楽になる　75
　　5　鏡像の反転　76
　　　One Point［ワンポイント］　長時間の治療には姿勢も大事！　76

4	治療部位，インスツルメントの方向に応じたポジションの例	77
	1　上顎右側第一大臼歯の支台歯形成	77
	2　上顎左側第一大臼歯の抜歯	78
	3　下顎右側第二大臼歯近心の2級窩洞形成	80
	4　下顎右側第一大臼歯の手用ファイルを用いた歯内療法	80
	5　下顎左側第一大臼歯近心根の外科的歯内療法	81
	One Point [ワンポイント]　水滴がつかないミラーを使うという手も	82

PART 6　顕微鏡をさらに活用しよう　83

1	顕微鏡はコミュニケーションにも使える	84
	1　患者とのコミュニケーション	84
	2　スタッフとのコミュニケーション	85
	One Point [ワンポイント]　患者へのプレゼンテーション	86
2	コミュニケーションのための機器	87
	1　内蔵カメラ	87
	2　外付けカメラ	88
	3　記録装置	89
	4　機材の配置	90
	One Point [ワンポイント]　使える映像を撮影するためのポイント	91
3	専用機を用いた患者へのプレゼンテーション	92

PART 7　顕微鏡歯科治療の可能性　95

1	根管内の破折器具の除去	96
2	見落としやすいう蝕の診断	99
	1　臼歯部隣接面の見落としやすいう蝕	99
	2　窩洞形成中に見落としやすいう蝕	100
3	精度を求めたコンポジットレジン修復	101
4	わかりにくい破折の診断	102
5	隣在歯を傷つけない支台歯形成と印象採得	104
	1　最後方臼歯の支台歯形成	104
	2　歯肉溝内を見ながら印象材を流す	105
6	安全な抜歯	106
	1　破折した根尖の抜歯	106
	2　下顎管が近接した下顎埋伏智歯抜歯	107
7	精密さがダイレクトに反映するペリオドンタルマイクロサージェリー	108

Column [コラム]
- ■倍率と照度について　31
- ■視度調節は「効き目」から　36
- ■"顕微鏡酔い"を克服するトレーニング　47
- ■歯内療法でのポジショニング　82
- ■顕微鏡治療とプレゼンテーションはローリスク・ハイリターン　94

PART 1 まずは押さえておきたい基本から

Introduction

　新たなスポーツを始めるとき，興味の赴くままに取り組んでみる人もいるが，初心者教室に入り基礎から習って基本的な型を身につけたほうが後からの伸びしろが大きい場合が多い．

　顕微鏡歯科治療も歯科治療には変りないため，これまでの経験を基に見よう見まねで始める先生も多い．しかし，顕微鏡は精密機械でもあるので，基本的な構造や仕組み，使い方などを理解してから取り組んだほうが安全であり，かつ上達するスピードも早い．

　Part 1 では，顕微鏡の意義や基本構造，機種選択に重要なポイントとなるオプションなどについて解説するので，顕微鏡についての理解を深めていただきたい．また，顕微鏡治療を快適に行うために必要不可欠な周辺器材も紹介するので，顕微鏡導入の際に併せて導入計画を立ててほしい．

　「はじめての顕微鏡」がスムーズに出航できる準備をしよう！

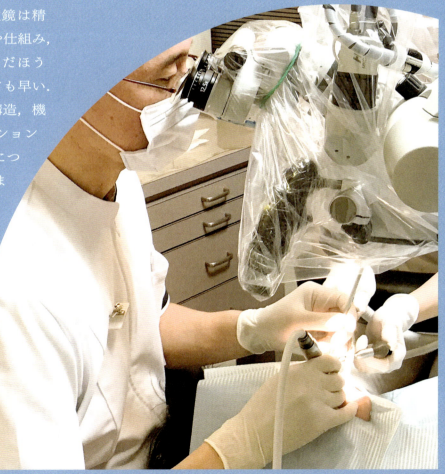

PART 1 顕微鏡は臨床に何をもたらす？

歯科用実体顕微鏡のもつ最大の機能は，拡大(magnification)，照明(illumination)の2つである．細胞などを観察する顕微鏡に比べると倍率は2〜30倍と低いが，焦点距離が長く，対象物を破壊せずに観察することができるので，口腔内を見ながら治療することを可能にしてくれる．

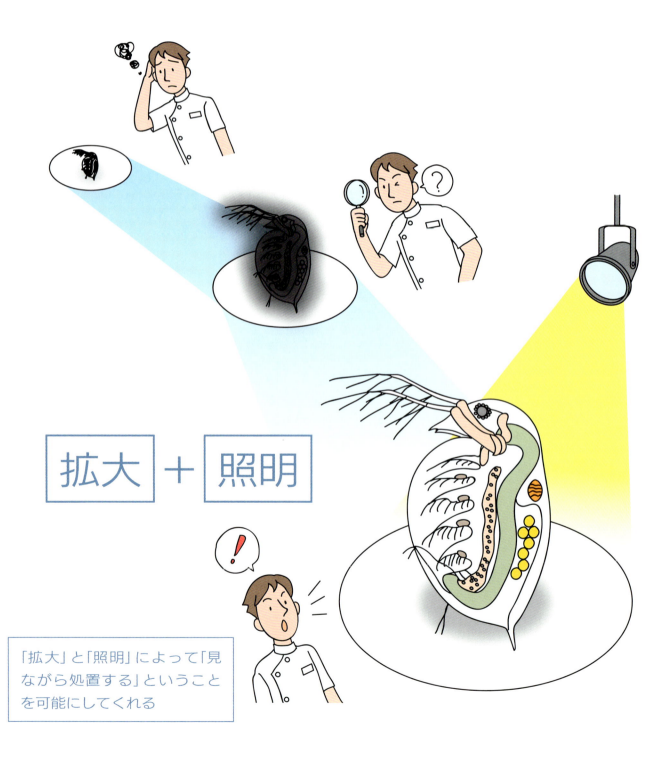

「拡大」と「照明」によって「見ながら処置する」ということを可能にしてくれる

顕微鏡が臨床にもたらすのは，拡大視により不可能を可能にしてくれることである．歯科治療は目で見て行うものがほとんどなので，視界が変わればその処置は変わる．根管治療を中心に顕微鏡の応用が始まり，この分野に大きな革新をもたらした．しかし，顕微鏡がもたらすものはすべての歯科治療に及んでいる．たとえば，修復処置の窩洞形成において，顕微鏡ならば感染象牙質と健全象牙質を見分け，バーの先端がそのどちらを削っているのか，また隣在歯の歯面を削っていないのか，歯髄に達していないのかを見ることができる．肉眼治療では見ることのできなかった処置が，顕微鏡による拡大視で見えるようになり，不可能だったことが可能になるのである．顕微鏡が臨床にもたらしてくれるのは"革命"である．

　顕微鏡によって得られるメリットは① Decision making process，② Fine skill，③ Ergonomics，④ Imaging の4つである．

顕微鏡によって得られるもの

Decision Making Process：意思決定の過程の変化

　大臼歯部の隣接面コンタクトを約30μm離開させることで，エナメル質表面が崩壊して陥凹していることが判明し，治療介入することを決定した．着色のみなのか，陥凹しているのか，顕微鏡がなければ判断できない．

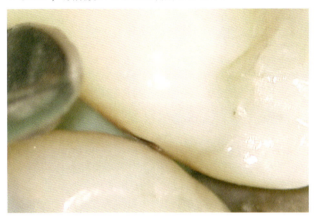

Fine Skill：技術の向上

　ヒトの髪の毛を #11 の替刃メスを用いて3分割している．顕微鏡下でなければ不可能である．拡大してよく見ながら処置ができるので，飛躍的にスキルが上がるのである．

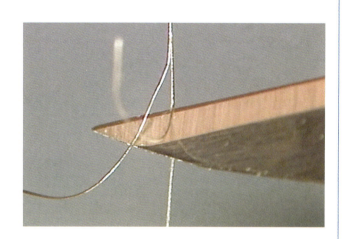

Ergonomics：人間工学

どの部位の治療であっても，顕微鏡下では体に負担が少ない．

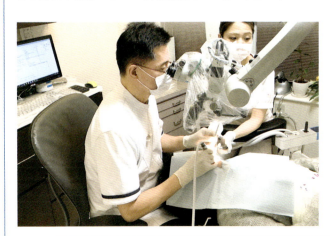

Imaging：映像化

術者の視界そのものを映像化することにより，患者とのコミュニケーションの質を深化させることが可能になる．

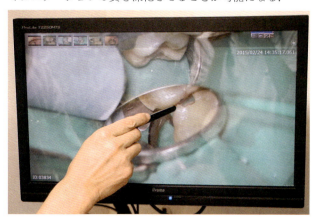

2 顕微鏡の基本構造

PART 1 　まずは押さえておきたい基本から

　顕微鏡の基本構造は，鏡体（きょうたい）と呼ばれる顕微鏡の本質的な部分とそれを支えるスタンド，アームである．顕微鏡において鏡体が重要であることは言うまでもない．しかし，口腔内を拡大視するためには，さまざまな方向から治療部位を観察する必要があり，しかも静止している必要がある．つまり，口腔内のあらゆる部位を顕微鏡で拡大視するためには，鏡体をスムーズに動かせると同時に，観察が始まったら鏡体が動かないように支える，という相反することを両立させるスタンドアームの機能がきわめて重要である．

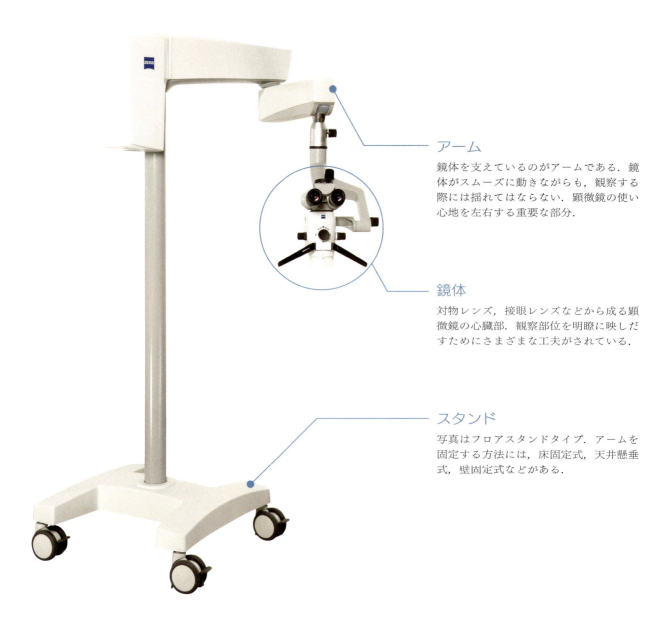

アーム
鏡体を支えているのがアームである．鏡体がスムーズに動きながらも，観察する際には揺れてはならない．顕微鏡の使い心地を左右する重要な部分．

鏡体
対物レンズ，接眼レンズなどから成る顕微鏡の心臓部．観察部位を明瞭に映しだすためにさまざまな工夫がされている．

スタンド
写真はフロアスタンドタイプ．アームを固定する方法には，床固定式，天井懸垂式，壁固定式などがある．

One Point

[ワンポイント]

■顕微鏡の固定方法のオプション

　顕微鏡の固定方法のオプションはフロアスタンド，フロアマウント，ウォールマウント，ユニットマウント，シーリングマウントの5種類ある．それぞれ，メリット，デメリットがあるので，医院の環境や使い方に合わせて選ぶとよい．

■フロアスタンド

　フロアスタンドは移動式なので任意の位置に動かすことができる．そのため，右利き左利きの術者で1台を共有することが可能である．また，他のユニットで使うことができるのも利点である．コスト面ではもっとも安価．欠点としては，広く床面積を占有するのでアシスタントの立ち位置，導線や移動式キャビンなどを置く位置が限定されることである．

■フロアマウント

　フロアマウントは床に固定するため，顕微鏡を支える支柱が床から1本でるだけで占有面積はフロアスタンドよりは小さくなる．固定式なので，床に置くキャビンやアシスタントの立ち位置・導線の邪魔にならない位置に設置すれば毎回顕微鏡の動かし方などで迷うことはなくなる．しかし，移動できないのでフロアスタンドでのメリットはすべてなくなる．

■ウォールマウント

　ウォールマウントは壁に顕微鏡のアームを固定するので，フロアマウントでの欠点がないことがメリットである．しかし，壁がユニット近くになければならず，また顕微鏡の可動範囲に多少制限がある．設置位置にもよるが，壁から出っ張っていることで患者に圧迫感を与える可能性もある．

■ユニットマウント

　ユニットマウントは，壁の有無による設置制限やフロアマウントでの欠点がすべてなくなることがメリットである．設置費用も安く，患者の出入りの邪魔にもならない．ただし，ユニットのポールが設置する機種の重さに耐えられるか，よく確認する必要がある．また，ユニット備え付けのライトと設置位置が被るので，干渉が生じる．顕微鏡をユニットマウントをする場合は，備え付けのライトを外して顕微鏡のライトで口腔内を見たほうが使い勝手がよい．顕微鏡治療では，治療のほとんどを顕微鏡下で行うことを考慮すると備え付けのライトよりも明るく可動範囲も広いので，不便は感じないはずである．

■シーリングマウント

　シーリングマウントは，天井に固定する方法でフロアマウントやウォールマウントでの欠点がないことがメリットである．ユニットのライトとは設置位置が異なるので大きな干渉はないが，ユニットのライトを外してしまえばすっきりし，障害がなくなるのでお勧めである．5つの設置方法のなかで設置費用がもっとも高額であることが欠点となる．

各方法の利点・欠点

フロアスタンド
・安価
・移動可能
・床が狭くなる

フロアマウント
・床が狭くならない
・移動できない

ウォールマウント
・取り付け費用がかかる
・アシスタントのスペースが狭くなる

ユニットマウント
・安価
・ライトと患者に干渉，揺れる

シーリングマウント
・取り付け費用が高い
・術者，アシスタント，患者のスペースを広くとれる

3 顕微鏡の心臓部・鏡体のしくみと構造

1 鏡体のしくみ

　鏡体を構成する主なものは接眼レンズと対物レンズである．接眼レンズは双眼鏡と同じ仕組みであり，遠くのモノを見るためのレンズ構成である．一方，対物レンズは虫眼鏡と同じようにモノを拡大するためのレンズ構成である．つまり，鏡体は虫眼鏡と双眼鏡を組み合わせてできているといえる．顕微鏡に関して，「目をこらして小さいモノを見る」ので目が疲れるのではないか，と誤解されることがある．しかし，実際には「虫眼鏡で拡大された映像を遠くから双眼鏡で眺めている」ことになる．たとえるなら，道路脇のビルの上に設置された巨大な看板を，双眼鏡でつぶさに観察しているようなものである．それゆえ，目が疲れることはなく，老眼になろうともよく見ることができるのである．

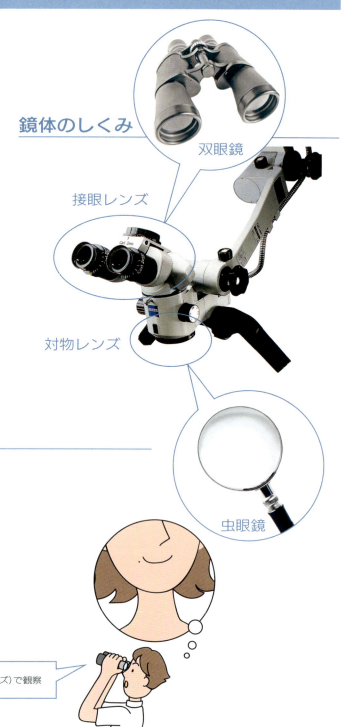

鏡体のしくみ

鏡体は虫眼鏡と双眼鏡の組み合わせ

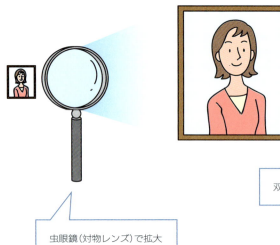

虫眼鏡（対物レンズ）で拡大

双眼鏡（接眼レンズ）で観察

2 鏡体の構造

鏡体は次のような構造をしている．機種によりデザイン，機能が異なるが，これらの要素が含まれている．

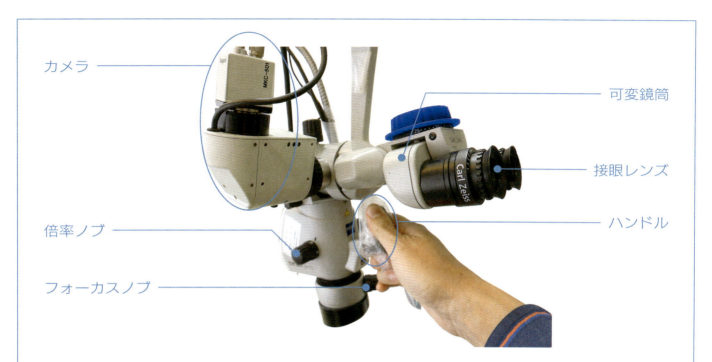

カメラ
術者が観察している像を外部に映し出すためにカメラがある．顕微鏡ならではの機能であるImaging（映像化）のために必須となる．写真は外付けタイプ．顕微鏡によっては，鏡体に内蔵できるタイプもある．

倍率ノブ
拡大の倍率を変えるためのツマミ．多くの歯科用顕微鏡は，3〜30倍の間の数段階に倍率を変えられる．無段階に倍率を変えられるタイプもある．

フォーカスノブ
フォーカスを調整するためのツマミ．多くの顕微鏡では上下10cmくらいの調整範囲である．オプションのバリオフォーカスにより調整範囲を広くできる顕微鏡もある．フォーカスの調整範囲が広がると治療姿勢の自由度も広がる．
（P.14参照）

可変鏡筒
歯科治療ではさまざまな方向から対象を観察する必要があるので，接眼レンズの角度を変えることができる可変鏡筒が一般的である．

ハンドル
顕微鏡を動かすためのハンドル．頻繁に触れることになるので，顕微鏡の操作性に大きく影響する．右の写真では，T型とL型を取り付けている．

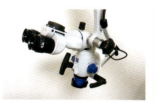

※一部の機種では倍率とフォーカスの調整を手動ではなく，電動で行うことができる．これらの機種では手を使わずにフットペダルで調整できるので便利である．
（P.15参照）

4 機種を選ぶときに覚えておきたいオプションいろいろ

　どの顕微鏡でも，「レンズにより拡大する」「光源により照明を当てる」という基本性能を備えている．しかし，忙しい臨床の場で顕微鏡を素早く，スムーズに使いこなすためには，顕微鏡の基本性能を発揮させるための補助機能が必要になることが多い．料理で例えれば，調味料ともいえるのがオプションだが，実はこのオプションこそが顕微鏡の使いやすさを決定づけることも多い．

　ここでは，顕微鏡の機能を広げ，"使いやすい顕微鏡"にしてくれるオプションを紹介しよう．

1　バリオフォーカスレンズ

　通常の対物レンズのフォーカス調整範囲は焦点距離の前後5cmほどであるが，バリオフォーカスレンズを付けることでその調整幅が倍以上になる．治療中にフォーカス調整範囲以上にフォーカスを変える必要が生じた場合，ユニットや鏡体を動かしてフォーカスを合わせることになる．しかし，バリオフォーカスレンズであればフォーカス調整範囲が広いのでユニットや鏡体を動かすことなく，ツマミを回すだけでフォーカスを合わせることができ，治療をスムーズに進めることができる．

　長年，顕微鏡を使ってきたベテランですら，このバリオフォーカスによって「今までの苦労は何だったの！」と感動するおススメの機能である．

バリオフォーカスレンズならフォーカス調整範囲が広がる

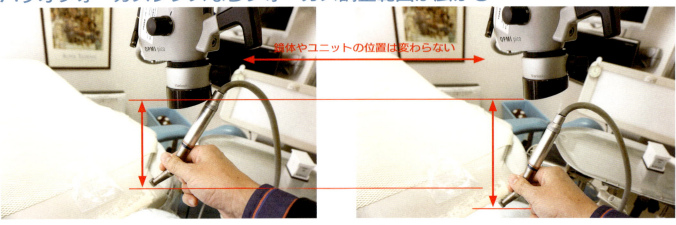

普通のレンズでは治療部位が変わるとユニットや鏡体を動かす必要が生じるが，バリオフォーカスレンズならば動かさずに，ツマミを回すだけでフォーカスを合わせることができる．

2　フットペダル

　倍率やフォーカスを電動で調整できるのがフットペダルである．フットペダルの最大のメリットは，手を使わずにフォーカスや倍率を調整できることである．

　そもそも，顕微鏡治療はよく見えている状態で行うことに意味がある．したがって，治療中にフォーカスや倍率を調整することが必要になる．通常，これらを調整するには，短時間でも治療中の手を離して，顕微鏡を動かしたり，ノブを回したりしなければならない．当然ながら，治療は中断される．この中断は顕微鏡治療には必要な時間なのだが，これがあるゆえに顕微鏡を使わなくなったり，低倍率でのみ使うようになったり，あるいはフォーカスがずれた状態のまま治療を行うことに繋がってしまう例も見られる．つまり，顕微鏡治療の本質とも言うべきフォーカスや倍率の調整が，治療の快適性を損なう原因になってしまうのである．

　では，フォットペダルで倍率，フォーカスの調整ができたらどうだろうか．治療を中断することなく見たい部位を必要な倍率で，つねにフォーカスを合わせながらスムーズに治療することができるようになるのである．

　ただし，フットペダルが使える顕微鏡は一部の機種のみなので，導入するかどうかは機種選定のときに決めること．

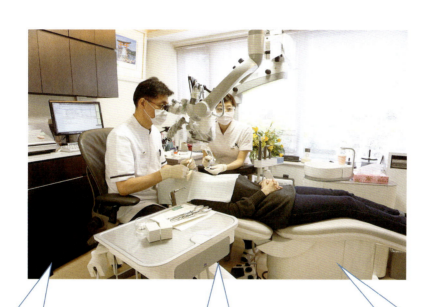

フォーカスの調整

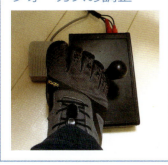

倍率の調整

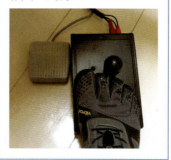

映像記録

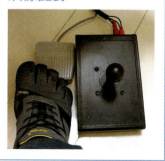

倍率・フォーカスを調整する必要が生じても，診療の手を止めることなくフットペダルでフォーカスと倍率を調整することができる．また，映像記録のコントロールも可能．

3 アングルローテーション

　治療中，さまざまな方向から治療部位を観察するため，顕微鏡を傾ける必要が生じる．アングルローテーション（ローテータブルテーブルなどの呼称もある）をオプションとして組み込むことで接眼レンズの傾きを戻すことが可能となり，快適な姿勢で治療を行える．

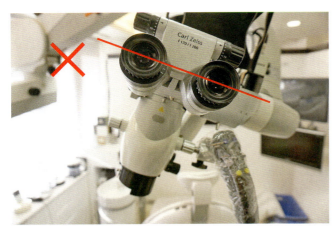

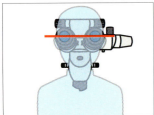 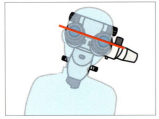

対物レンズを傾けると接眼レンズも傾くので，術者の首も傾いてしまう．

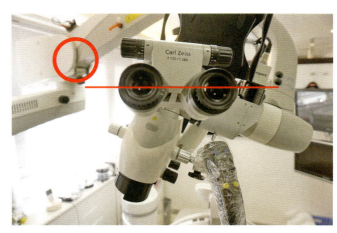

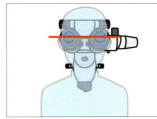 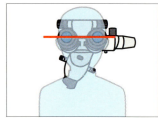

ローテータブルテーブルにより接眼レンズだけを水平に戻すことができるので，術者の診療姿勢を快適に保つことができる．

モラーインターフェース

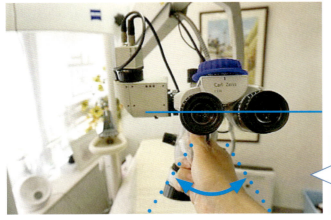

　カールツァイス社のpicoMORAだけがもつ機能．アングルローテーションと同様の機能であるが，接眼レンズを水平に保ったままで対物レンズを左右に傾けることができる．これにより顕微鏡の可動性が広がった．

> 普通のローテータブルでは対物レンズの角度を調整したら，続いて接眼レンズを水平に戻すステップが必要になる．モラーインターフェースではこの接眼レンズを水平に戻す操作が不要なので，治療時間の短縮化に繋がる．

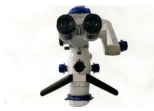 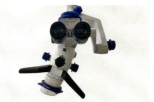

4 フォルダブルチューブ

　カールツァイス社の可変鏡筒．普通の可変鏡筒は関節軸が1つなので可変できるのは方向だけである．しかし，フォルダブルチューブは関節軸が3つあるので，方向に加えて，高さや長さも可変できるようになる．これにより，術者の体格が小さくても治療姿勢が楽になった．また，最大拡大率を50％増す機能も付いている．

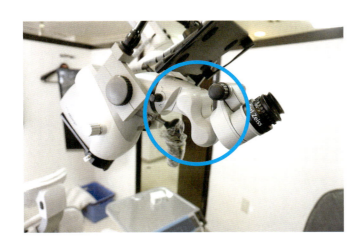
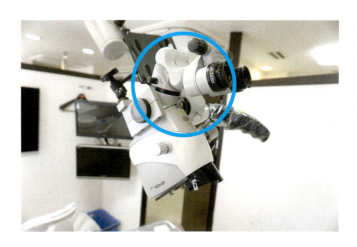

5 ウルトラロー

　ライカ社の可変鏡筒．人間が両手で緻密な作業をするには，背筋を伸ばして体の正中の心臓の高さで行うのが望ましい，という研究がある．多くの顕微鏡では，接眼レンズと対物レンズの距離が長いので，心臓の高さよりも作業域が下がり，手が遠くなってしまうことが多い．

　そこで，ウルトラローによって接眼レンズの位置を大きく下げると，相対的に対物レンズを上げることができるので，作業域を心臓の高さに戻すことができる．これにより，顕微鏡の拡大視野に基づいた精緻な治療が行いやすくなった．

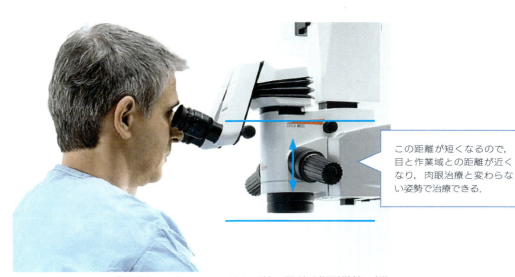

この距離が短くなるので，目と作業域との距離が近くなり，肉眼治療と変わらない姿勢で治療できる．

（ライカ マイクロシステムズ社，眼科手術顕微鏡の例）

6　アウトラインレティクル

デジタルカメラのファインダーやモニター画面に，画面の正中や平行線を示すラインが表示されるのをご存知だろう．このラインの顕微鏡版がアウトラインレティクルである．これは顕微鏡に設置したカメラで撮影できる範囲を示す機能である．

顕微鏡のレンズは丸いため，術者が見ている像も丸い．ところが，顕微鏡映像を撮影するカメラの画角は四角であるため，術者が見ている像のすべてを撮影することはできない．撮影できるのは，自分の見ている像の中央部分のみである．これはあらかじめわかっていることなのだが，治療に集中するとつい忘れてしまい，診療後に撮影した映像を見返すと「見えていたのに撮影できていない」という事態になりがちである．

この事態を防ぐために，左右どちらか片側の接眼レンズの中にアウトラインレティクルを入れて，撮影範囲をつねに意識できるようにするのである．

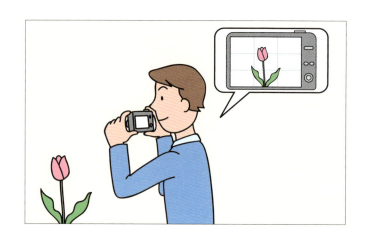

「見えている像＝撮影できる範囲」ではない

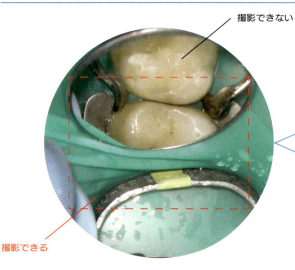

撮影できない

撮影できる

顕微鏡で見えている像のうち，撮影できるのは中央部分（図中の点線の範囲）のみである．治療中，これが頭から抜け落ちていると，肝心な部分が撮影できていないという事態になってしまう．アウトラインレティクルがあることで，これを防止できる．

メーカーによってさまざまなタイプがある

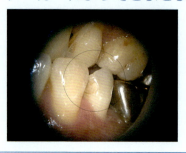

丸いアウトラインレティクル．片目に薄く細いラインが入るだけなので，治療のじゃまにはならない．形は丸，四角，十字などさまざまなものがあるので，メーカーに確認のこと．

7 光源

顕微鏡の光源には，ハロゲンライト，キセノンライト，LEDライトの3種類がある．それぞれ，見え方に違いがあるので各人の好みに合わせて選ぶといい．また，消費電力やライトの寿命も気にすべきポイントである．

光源による見え方の違い

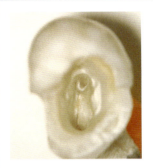

ハロゲンライト

従来から使われており，赤外線領域の波長を多く含みオレンジ色の柔らかい色調が特徴である．寿命は，筆者（寺内）の経験では，平均70％の照度で1週間に40時間使用して半年ほどだった．消費電力は高い100〜150Wが一般的．暗いので根管治療には向かないが，CRが固まりにくいので，CRの整形プロセスには適切である．

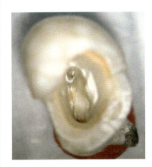

キセノンライト

非常に明るく，太陽光に近い波長のため自然な色調である．またライトの寿命もハロゲンよりもかなり長く，3年以上は切れない（平均照度20％，1週間40時間使用で）．消費電力はもっとも高く最大で180Wとなる．根尖まできれいに見えるため根管治療に向く．

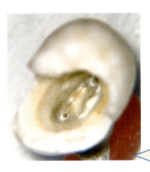

LEDライト

消費電力は低いがキセノンライト同様に明るく，可視光線領域の波長がメインになるように調整されていて自然光に近い．ライトの寿命はもっとも長いのが特徴である．消費電力も3種類の光源のなかでもっとも少なく，最大でも20Wほどで，発熱もほとんどない．根尖まで見えるほど明るく，根管治療に向く．熱の発生を抑えられるため患者さんの負担を考えると最適なライトである．

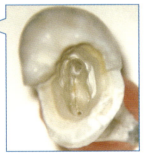

機種によっても見え方は違ってくる．

> 根管治療をメインに考えるなら，細くて暗い根管を照らすため，明るくて長時間の診療でも経済的な長寿命のLEDがおススメである．

> キセノンライトとLEDライトで明るさの違いはほとんど感じられない．差があるとするとレンズからくる質の差であるが，好みの範囲内といえる．

5 こだわって選びたい！ 治療の精度と効率を上げるインスツルメント

顕微鏡治療と言えど，歯科治療には変わりない．しかし，治療の精度を顕微鏡により上げながらスムーズに進めるためには，従来の治療にはない顕微鏡治療ならではの器材やテクニックが必要になることが多い．

ここでは，術者やアシスタント用のスツールやミラーを取り上げて，その必要性について解説する．

1 スツール

顕微鏡治療を助けてくれるものの1つとして，まずスツールを紹介する．顕微鏡治療において，鏡体が揺れないように支えているのがスタンドアームであるが，術者の腕を支えてくれるのがアームレスト付きのスツールである．治療中に術者の手が揺れてしまうと拡大下での治療はできない．通常はそれを防ぐために，術者は知らないうちに肘や肩を緊張させている．これが続けば疲労が蓄積してしまう．つねに使うというわけではないが，アームレストがあることで術者の負担は大きく軽減するし，腕は安定する．

術者の手が安定すれば処置も安定する

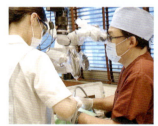

左右の肘をアームレスト上に置き上顎右側大臼歯のう蝕を除去しているところ．左手に持つミラーが安定すれば顕微鏡像も安定し，精密な情報を得ることができる．そして，右手に持つ器具の操作も安定するので，顕微鏡下で精密な処置をすることができるようになる．

さまざまなタイプのスツール

アームレスト付きのスツール

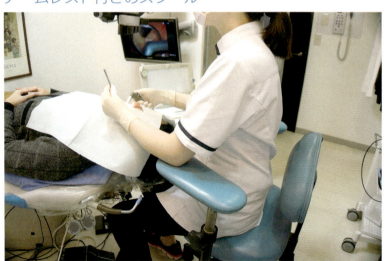

アームレストに両肘をついて前腕を安定させながら治療している．ミラーを持つ左手がブレると視界もブレることになるので，アームレストは有効である．スツールにはさまざまな種類があるが，術者の体格に合ったものを選択する必要がある．写真はグローバルサージェントスツール(Global，名南貿易)．

術者用スツールの例

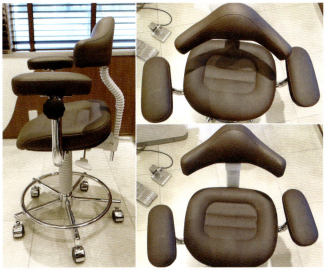

座面の高さはもちろん，角度も変えることができる．アームレストも高さだけでなく，前後に約90度移動させることができ，治療中に姿勢や腕をストレスなく固定できる（Micro Stool, JEDMED：白水貿易）．姿勢や手の動きが安定すれば，精度の高い顕微鏡治療を効率よく行える．

座面と背板に特徴のあるスツール

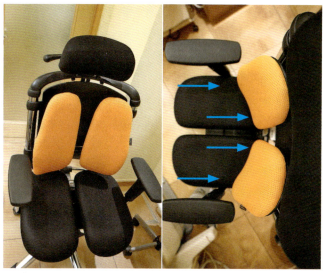

顕微鏡治療では，治療が長時間に及んでも疲労が少なく，安定した状態で行えることが重要．体に余計な負担をかけず，安定した姿勢を保つには，椅子の座面全体で体重を分散させることができる椅子が望ましい（ニーチェJ1，HARA CHAIR）．

アシスタント用スツール

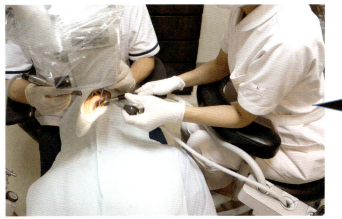

アシスタントの腕が揺れても術野が動いてしまうので，術者と同様，アームレストは非常に有効である．アシスタントは術者のペースに合わせることになるので，手首に負担がかかりやすい．疲労，腱鞘炎の防止になる．

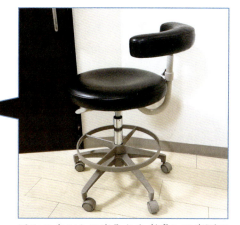

アシスタントの出入りを考慮して座面の左手側にアームレストポールがあるアシスタント用スツール（a-dec, Ivoclar Japan）

まとめ　スツール選択のポイント

- 両サイドにアームレストがあるものを選ぶ．
- 長時間肘をつくので，材質はクッション性のあるものにする．
- 背面，座面，アームレストの角度調整機能がついているものを選ぶ．
- メーカー名ではなく，自分の体格に合ったものを選ぶ．

2　ミラー

■さまざまなサイズのミラー

　顕微鏡治療用のミラーには，歯根端切除術など外科処置で使う直径が3mmくらいのマイクロミラーから通常の処置で使う18～26mmのダイレクトミラー，そして口腔内撮影用の大型ミラー（40～70mm）がある．口腔内撮影用ミラーは広範囲が見えるので口蓋側からの根尖切除に使用することもできる．顕微鏡治療では，適切な顕微鏡からの反射角や視野の大きさを得るため，大小の大きさの違うミラーを使い分ける．

ミラーは目的によって使い分ける

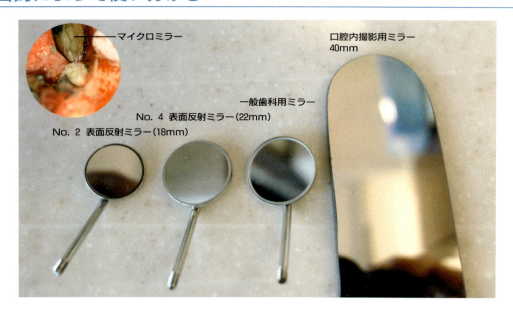

マイクロミラー
①根尖切除時の切断面の確認
②患者の開口量が非常に小さく，通常のミラーが使えない場合
③ピンポイントで小さい範囲が見えればよい場合

大きい（Size 4）ミラー
①歯肉や隣接歯など広範囲を見渡す場合
②隔壁の形成時
③歯根と根管の位置関係を見る場合
④舌・頬・口唇の介入が強い場合
⑤開口量が大きい場合
⑥髄床底を見る場合
⑦歯全体を見渡す場合
⑧歯冠側根管1/3を見る場合

小さい（Size 2）ミラー
①患者の開口量が小さい場合
②短時間に複数の場所を見る場合（小回りがきくので）
③湾曲したMBやDB根管を見る場合
④根尖側根管1/3が見にくい場合
⑤側壁が見にくい場合

口腔内写真撮影用のミラー
①広域を低倍率で見る場合
②同時に複数の歯を比較する場合
③視野を広くとって治療したい場合
④口蓋根管の根尖切除術をする場合

■どんなミラーを選ぶ？

顕微鏡歯科治療用のミラーは，一般的な表面層がガラス加工されたタイプではなく，直接表面が反射する表面反射構造のタイプを選択するといい．表面がガラス加工されたタイプは，ミラー反射像が二重に見えてしまう．これは，写真撮影にも適さない．

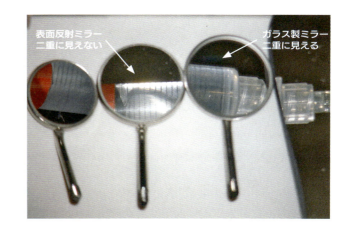

■表面のコーティング材による違い

ミラーの反射率は高いほど明るく見え，また光を反射させる波長の範囲も広いほうが実物と同様に自然に見えるようになる．光の波長が偏っているとミラー反射像では実際と異なった色調になったり，実際あるものが見えなかったりするので，ミラーを選択するうえで重要な要素である．また，反射率が高いミラーが良い理由としては，術者・患者の眼の負担を軽減できることや顕微鏡の照明やチェアの無影灯の照度を下げることが可能になることにより，光源の長寿命化に貢献できることである．

これらの点を考慮するとタンタルコーティングされているミラーは反射率が高く（98％），波長領域も広いためお勧めである．他にも，ロディウムコーティング，チタンコーティング，マルチコーティングなどもあるが，ロディウムコーティングのミラーの反射率は65％以上と低いので暗く見え，チタンコーティングのミラーは反射率は80〜90％と明るいが波長領域に偏りがあり青白く見える．そして，マルチコーティングのミラーの反射率は113％であるが，波長領域に偏りがあり白抜けして見える．

ミラー表面のコーティング材による見え方の違い

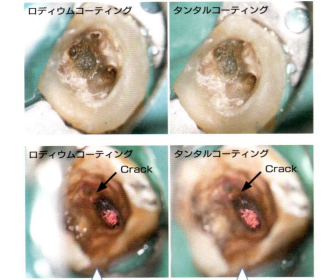

ロディウムコーティングミラー：反射率が低いため全体的に暗く見える．
タンタルコーティングミラー：反射率が高いため全体的に明るく見える．

まとめ　ミラー選択のポイント

- 二重に見えないものを選ぶ．
- 反射率が高いものを選ぶ．
- 広い波長領域の（白抜けしない）ものを選ぶ．
- 目的のものを見るために必要な大きさのものを選ぶ．

3 マクラ

　患者の頭部を固定することは，治療を円滑に進めるうえでも患者の負担を軽減するうえでもポイントとなる．患者の頭部固定には首枕をお勧めする．首枕は細い首を太い枕で安定させるので患者の姿勢は楽になる．臼歯部の外科処置を行う際は，患者の顔だけを横にすると体がねじれてしまうので，体ごと横にしたほうが処置時間が長い場合は楽である．欠点は首回りに枕を巻くため，下顎の処置を行う場合は障害になる場所もでてくることである．前歯部の処置では，体も顔も正面を向かせ，腰枕を敷けば安定した楽な姿勢を取ることができる．

　注意したいのは，枕が柔らかいと患者が動きやすく，顕微鏡治療では視界の安定性が悪くなることである．それぞれの患者の頭部の形に合わせて変形させることができ，また硬さも調節することができる枕が理想である．そのような枕として，筆者（寺内）はEZフィットピロー（クロスフィールド）を使用している（右図）．ユニットのバキュームで，患者に合わせた形や硬さに成形できるのでお勧めである．

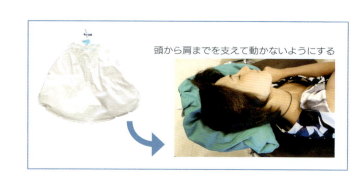
頭から肩までを支えて動かないようにする

マクラを使って姿勢を安定

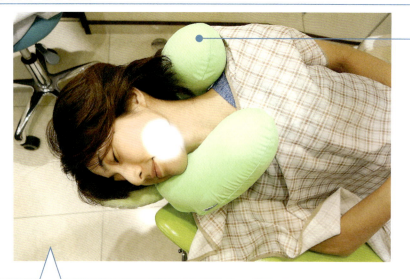
首枕

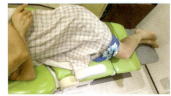 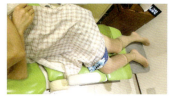
臼歯部の処置を行う際は体ごと横にしたほうが楽である．

腰枕

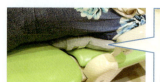
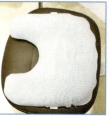
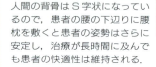
人間の背骨はS字状になっているので，患者の腰の下辺りに腰枕を敷くと患者の姿勢はさらに安定し，治療が長時間に及んでも患者の快適性は維持される．

PART 2 "見える"顕微鏡にするための設定・オプション

Introduction

　顕微鏡が診療室に設置されたら，さっそく使ってみよう．しかし，そのままの状態ではいけない．それは顕微鏡ではあるが，"見える"顕微鏡ではないのだ．顕微鏡は術者それぞれの身体にピッタリ合うように調整すべきパーツが多くある．これが調整できていなければ，高価な顕微鏡でもうまく見ることはできない．

　Part 2 では，見える顕微鏡にするための設定等について解説する．視度調整，瞳孔間距離，フリクション……，聞き慣れない言葉ばかり続くかもしれないが，順番を守って，確実に調整してほしい．そして，自分のデータを覚えておけば，次からはいつでもすぐに調整が完了する．この調整は毎回するものではないので，最初が肝心．これをいいかげんにしてしまうと，"見えない"顕微鏡になってしまう．時間がかかっても，着実に調整することで見える顕微鏡にしよう．

　そして，見える顕微鏡のコンディションを長く良い状態に保つためのドレーピング法なども身につけて顕微鏡を衛生的に使おう．

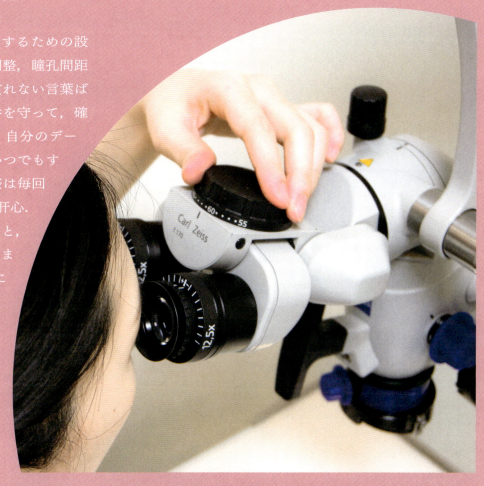

1 "見える"顕微鏡にするための設定

とくに初めて顕微鏡を使う人にとって，ここで解説する視度調整と瞳孔間距離の調整は極めて重要である．これらをきちんと調整できないと「顕微鏡はよく見えない」「頭が痛くなる」となり，顕微鏡歯科から離れてしまうことになる．顕微鏡を使いこなす第一歩として，着実に調整すること．そして，機会があればベテランの先生からチェックしてもらうことをオススメする．

1 視度を調整する

顕微鏡は複数のレンズを組み合わせたものであり，虫眼鏡で拡大した像を双眼鏡で遠くから観察しているようなものだ，と Part 1 で解説した．それをさらに詳しく表現すれば，双眼鏡である接眼レンズから見える像のピントを最終的に微調整して網膜に結像させているのが観察者自身がもっているレンズ，すなわち水晶体である．対物レンズと接眼レンズに微妙なピントのズレがあったとしても，水晶体で補正してよく見えるようにしてくれるわけだ．顕微鏡は虫眼鏡と双眼鏡と水晶体から成り立つ，と言うのが正しいのかもしれない．しかも，実体顕微鏡は両目で観察するので，両目ともピントが合わないとうまく観察することができない．ここでも，水晶体の働きはとても大きいのだ．

しかし，水晶体は筋肉（毛様体筋）を使って厚みを変えてピントを調整しているので，これを長時間続けると眼精疲労やときには頭痛まで引き起こしてしまう．人間の視力は左右で異なるのが普通で，時間によっても変化していく．そこで，これを防ぎ，眼の筋肉をあまり使わず楽に観察できるようにするために重要なのがこの視度調整なのだ．できれば毎日，少なくとも数か月ごとに調整して，つねに適正な視度を保ち，自分の眼を労わるようにしよう．

なお，視度調整は片眼ずつ行う．以下の手順は必ず片眼ずつ行うこと．

視度調整の手順

調整は必ず片眼ずつ行うこと！

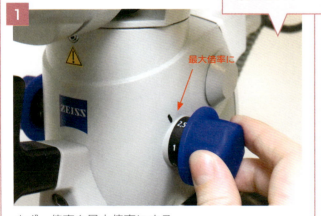

まず，倍率を最大倍率にする．

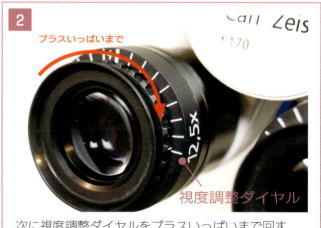

次に視度調整ダイヤルをプラスいっぱいまで回す．

3

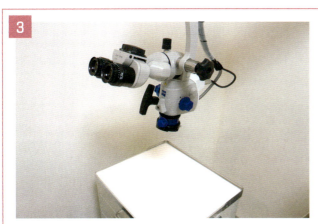

その状態で顕微鏡をテーブルなどの平らな面の上に移動させる．

4

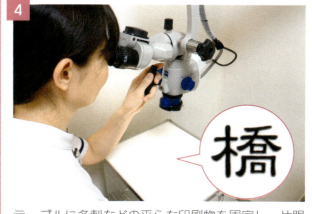

テーブルに名刺などの平らな印刷物を固定し，片眼で観察しながら顕微鏡を上下させて文字にピントが合うように調整する．

5

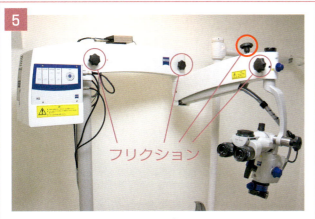

ピントが合ったら，顕微鏡が動かないようにするためにアーム関節のすべてのフリクション（P.30参照）をきつく締める．とくに上下の動きを制限するフリクション（〇）を締める．

6

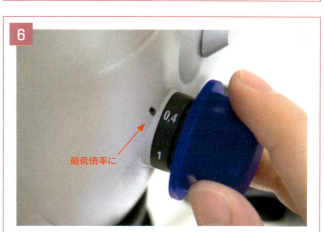

顕微鏡が動かないように注意しながら，倍率を最低にする．

7

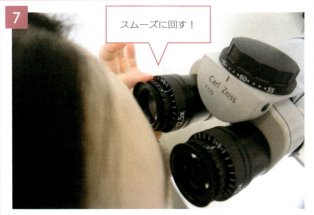

片眼で覗くとピントがボケて見えるだろう．これを見ながら，最初にプラスいっぱいにした視度調整ダイヤルをマイナス方向へ回し，ピントが合ったところの数値を記録する．視度調整ダイヤルはゆっくりすぎず，スムーズに回すのがコツである．

8 終わったらフリクションを緩める．

手順の **1**〜**7** を左右の目でそれぞれ3回繰り返し，その平均値をその目の視度とする．

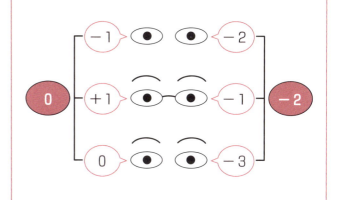

2 瞳孔間距離を合わせる

　視度調整に続いて，瞳孔間距離，つまり目の幅を合わせる．双眼鏡を覗いた経験があればわかると思うが，眼の幅が合っていないと両目の像は1つにならずよく見えない．しかし，これを調整して目の幅が合った途端，それまで左右別々に見えていた像が1つの円になり，遠くのものが急に近くに見えるようになる．これと同じことを顕微鏡でも行う．

　この調整の前には，視度調整時にきつく締めたフリクションを元に戻すことを忘れないようにしよう．

瞳孔間距離の調整

1

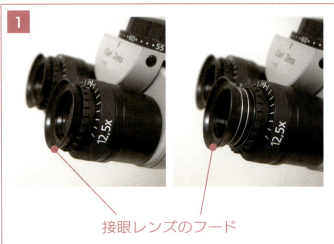

接眼レンズのフード

　瞳孔間距離を調整する前に，接眼レンズの左右のフードの長さを均等に合わせる．このフードの目的は目と接眼レンズの間を一定の距離に保つためと，接眼レンズに余計な光が入らないように遮光することである．

　裸眼やコンタクトレンズを装用している場合は，目盛のラインを目安に左右同じ長さに少し伸ばす．眼鏡を着用している場合は，フレームがあるのでフードは最短にしておく．フードの調整の際に，前項で調整した視度調整ダイヤルを動かしてしまわないように注意しよう．

　また，治療中は両手が塞がっているので，顔や眼鏡でこのフードを押して顕微鏡の位置を調整することがある．すると，知らず知らずフードの長さが左右で違ってしまい，視度調整が無意味になってしまうこともある．フードの長さは，つねに注意しておこう．

2

瞳孔間距離調整ダイヤル

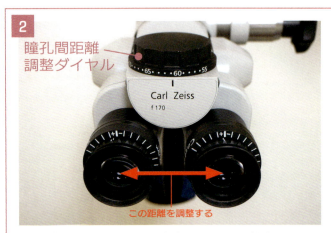

この距離を調整する

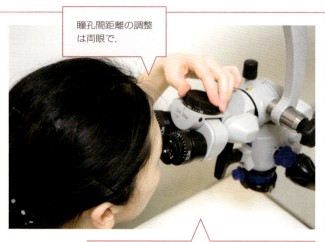

瞳孔間距離の調整は両眼で．

　まず倍率を最小にし，今度は両眼で顕微鏡を覗く．覗きながら瞳孔間距離調整ダイヤルを回していき，両眼の像が1つに見えるようになったら完了である．

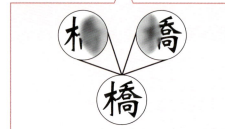

瞳孔間距離を調整することで像が1つに見えるようになる▶

One Point

[ワンポイント]

■どうしても像が1つに見えないときは？

　ここまで解説してきた手順に従えば，両目で立体的に見ることができるように顕微鏡を調整できているはずである．しかし，なかには像が1つに見えない人もいる．なぜそうなってしまうかというと，そういう人は近くを見るときのように眼球を無意識に内転させてしまっているからである．

　「鏡体のしくみ（P.12）」で解説したように，可変鏡筒は双眼鏡である．そのため，近くを見るときのように眼球を内転させてしまうと，像が1つにならない．顕微鏡では観察する対象が近くにあるため混乱するかもしれないが，双眼鏡を覗くのと同様に遠くを見るようにするのがコツなのである．

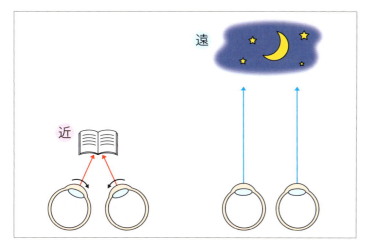

通常，肉眼で近くのモノを見るとき眼球は内転している．この状態で双眼鏡を覗いても対象をうまく見ることができない．顕微鏡も同様で，眼球が内転した状態で覗いても立体で見ることはできない．コツは，遠くのモノを視るときのように左右の眼球を平行にして，無限遠を視るようにすること．

　どうしても難しければ，可変鏡筒を鏡体から外してしまうのも手である．鏡体から可変鏡筒を外すと双眼鏡と同じになる．双眼鏡のようにして遠方を見ながら瞳孔間距離を調整すればいい．ただし，注意したいのは，可変鏡筒を外すときにくれぐれも落下させないように注意することと，再装着時にはネジをしっかりと締めることである．

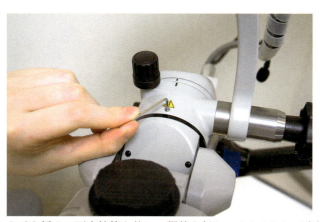
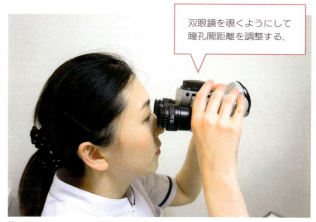

双眼鏡を覗くようにして瞳孔間距離を調整する．

ネジを緩めて可変鏡筒を外し，調整を行う．くれぐれも可変鏡筒が落下しないように厳重に注意をすること．瞳孔間距離の調整を終えて元に戻したら，ネジをしっかり締めることも忘れてはいけない．

3 フリクションを調整する

　鏡体を支えるスタンドアームは，顕微鏡をスムーズに使うために極めて重要である．治療中にストレスなく顕微鏡を使用するには，動かすときには滑らかかつ容易に動くが，観察が始まったらピタリと動かない，という相反する性質が両立する必要がある．これに大きな影響を与えるのがフリクションの調整である．

　フリクションは顕微鏡のアームの部分の滑りやすさを調整するツマミで，これを締めればその関節は動きにくくなり，緩めれば動きやすくなる．鏡体が"動きやすく"なおかつ"動きにくい"状態になるように使用前に術者自ら調整する．鏡体にもっとも近いフリクションをもっとも緩くし，スタンドに近づくにつれて少しずつであるが，きつくなるようにそれぞれのフリクションを調整する．

"動きやすく"かつ"動きにくく"

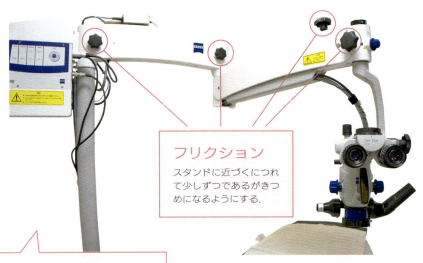

フリクション
スタンドに近づくにつれて少しずつであるがきつめになるようにする．

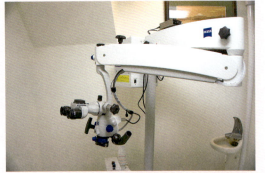

診療が終わったら……

なお，診療終了後にはアームを畳んですべてのフリクションをきつく締める．こうすれば，不在時に地震等で顕微鏡が揺れてしまうのを防ぐことができる．

One Point [ワンポイント]

■注意！緩んではいけないネジ，ツマミ

　フリクションのツマミの他にも顕微鏡にはたくさんのツマミ，ネジがある．なかには，緩むと部品の落下に繋がるものがあるのでくれぐれも注意すること．自分が使う顕微鏡のツマミの機能をきちんと把握して，定期的に緩みのないことを確認する．

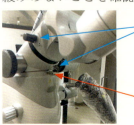

緩めたり，動かす必要があるツマミ．

緩んではいけないネジ．これが緩むと鏡筒の落下に繋がる．

Column

[コラム]

■倍率と照度について

"見る"うえで調整が必要なものとしては倍率と照度がある．これらは，行う治療や状況によって調整すべきものである．

■倍率

顕微鏡の総合倍率は2〜25倍ぐらいが一般的であり，分類すると低倍率（〜6倍），中倍率（7〜12倍），高倍率（13倍〜）となる．倍率は何をするか（目的）によって変えるべきである．

根管治療の流れを例にすると，診査する場合は歯の表面を中心に全体を観察するため低倍率が適切である．う蝕除去から隔壁までの処置では，検知液を使いう蝕を見逃さないように歯全体を低倍率で見る必要がある．また隔壁でも隣接歯とのバランスをとる必要がある．ラバーダムについては，口唇や粘膜の巻き込みに注意しながら装着するので肉眼のほうが便利である．深部う蝕除去から天蓋穿孔，そして根管を明示するまでのAccess cavity形成時は，低〜中倍率で見ることが適している．次に，ファイルを使用してNegotiationから根管形成までは根管内の感染象牙質，湾曲方向やフィン・イスムスなど細かな形態を観察するので，中〜高倍率が適している．根管充填時も，根尖孔から根管口付近まで緊密に充填（とくにMTAで行う場合）しなければならないので中〜高倍率が適している．

■照度

照度も治療の状況によって調整する必要がある．このため，照度の調整ダイヤルは通常，術者の姿勢を変えないで届く場所に設定されており（治療中に微調整を行う頻度が高いピントの調整ダイヤルについても同様），機種によってはハンドグリップにボタンが設定された電動式のものもある．

見る場所の深さや行う治療だけでなく，倍率によっても照度の調整は必要である．倍率が高いと暗く見え，視野も狭くなるため，倍率に比例して照度を高くするとよい．ただし，この照度の調整は光源の種類によっても左右される．ハロゲンライトは照度が低く，キセノンライトとLEDDライトは照度が高い．自分が使用しているライトの特徴を把握しておくことである．

何をするかで倍率を変える

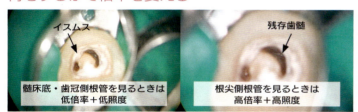

根管より歯冠側の処置には低倍率，根管より根尖側の処置には中〜高倍率にするとよい．低倍率では照度は低く，高倍率では高くすると見やすくなり，得られる情報量は多くなる．

倍率と照度の関係

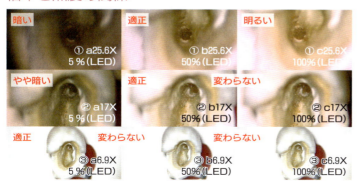

倍率（25.6倍，17倍，6.9倍）と照度（LED 5％，LED50％，LED100％）の違いによる見え方の比較．倍率を高くした場合は照度も高くする必要があるが，高倍率時に照度が高すぎると白抜けするところもあるので注意が必要．低倍率では照度の高低で見え方はあまり変わらないので，見える最小限の照度に設定するのがよい．

PART 2 実際に使うその前に

"見える"顕微鏡に調整することはとても大切だが、その状態を"維持していく"ことはさらに大切である．顕微鏡はすべてのパーツが高価で簡単には交換できない．とくにレンズが傷付いてしまうと"見えない"顕微鏡になってしまう．傷付いてしまってからではなく、顕微鏡を使い始めるときから大切に使おう．

1 レンズカバーを装着する

治療を始めると冷却水や唾液などの飛沫で対物レンズが曇ってしまうことがあるが、当然、アルコール綿やレンズクリーナーで拭き取ることになる．顕微鏡のレンズは色収差や反射を減らすために何層にもなる繊細なコーティングが施されている．度重なるレンズの清拭によりこのコーティングが傷付いてしまうことは避けたい．これを防ぐためには、対物レンズカバーを装着しよう．

医科で用いられるレンズカバー

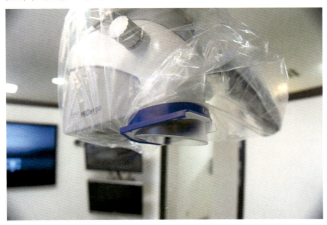

一般医科の手術室ではプラスティック製のディスポーザブルレンズカバーの使用が原則．複数回使用すると傷ついて光学性能が低下してしまう．

歯科で用いられるレンズカバー

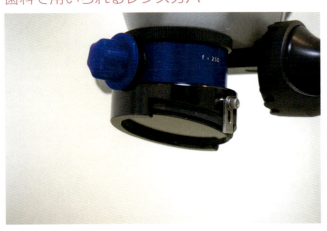

歯科では簡易的にガラス製カバーレンズが用いられることが多い．これは丈夫で安価なので傷付いたら交換することができる．知らないうちにカバーレンズが傷付いて見えにくくなってしまっていることがあるので、ときどき外した状態と見比べてみて、必要に応じて新しいものと交換しよう．

One Point　　　　　　　　　　　　　　　　　　　　　　　　　　［ワンポイント］

■見落としがちな患者の目線

　対物レンズの汚れは，鏡体の真下になるので術者からは気づきにくい．ところが，顕微鏡を下から見上げる患者はもっとも気づきやすいものである．これから治療を受けようというときに，血飛沫で汚れたレンズが目の前に迫ってきたら，どんな気分だろうか．

　感染予防やレンズ保護が第一義的な目的であるが，患者の心象を悪くしないような配慮も大切である．患者導入前には，対物レンズを見て確認するようにしよう．

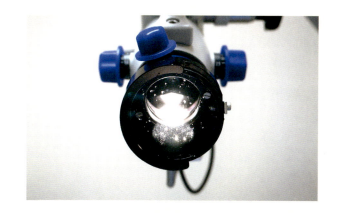

2　ドレーピングをする

　テレビなどで顕微鏡を用いた外科手術の映像が流れることがあるが，そのなかで眼科では顕微鏡にはドレープはされておらずむき出しのままで手術が行われていることが多いようだ．一方，脳外科の手術では鏡体はもちろんアームも含めて滅菌されたビニール袋でドレープされているのが必須である．歯科の日常臨床に滅菌ドレープが必要かは意見が分かれるかもしれないが，コストのことも勘案して，せめてビニール袋を用いたドレープをしよう．前述のように，患者は顕微鏡を下から見上げているので，ドレープをすることが患者へのアピールにも繋がるかもしれない．

ドレーピングの手順

1

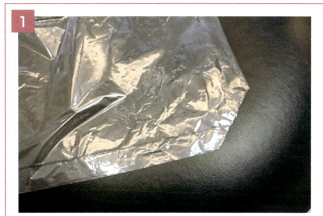

はじめに，ビニール袋（スーパー等で購入した透明なもので，大きさは50×70cmほどあればいい）の角に切れ込みを入れておく．

2

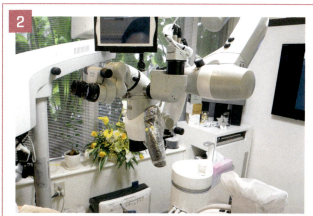

ビニール袋を被せる前に，治療中にハンドルが滑らないようにするためにラップを巻く．

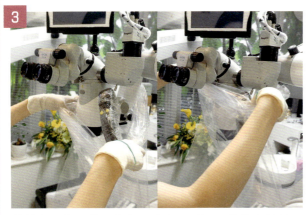

3 鏡体を下から袋に入れるようにビニール袋を被せていく．

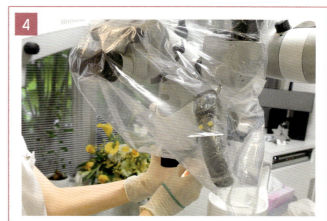

4 予め入れておいた切れ込みから対物レンズを出す．

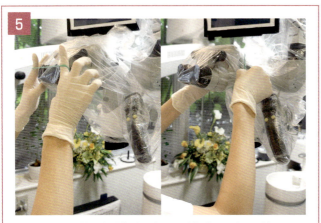

5 可変鏡筒の付け根付近を太めの輪ゴムで軽く締める．機種によっては鏡体の中腹付近でも輪ゴムで締めたほうがよい．

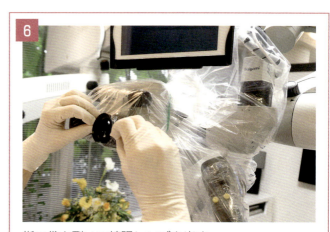

6 指で袋を裂いて接眼レンズを出す．

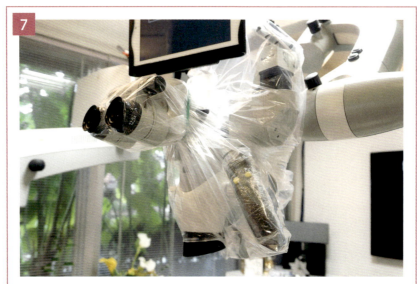

7 完成した状態．ビニール袋が適度な張りをもつようにするのがコツである．

3 キャップを付けてノブを回しやすくする

　倍率ノブ，光量ダイヤルなどのダイヤルには，滅菌可能なシリコンキャップを付けると径が増し，回しやすくなる．これらのダイヤルは，治療中はハンドピース等を持ったままで回すことが多いので，回しにくいと器具の落下を招きやすい．これらのダイヤルは患者の顔の上にあるため要注意である．握力が小さい女性などにはとくに，キャップの装着をおススメする．

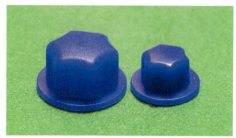

キャップは各メーカーの純正品を使うこと．オートクレーブ滅菌可能である．

キャップの装着で回しやすく

倍率ノブ

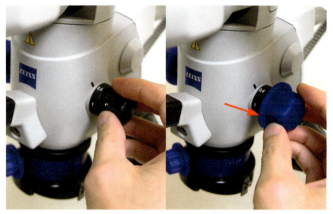

左：キャップを付ける前の状態．直径が小さいと回しにくい．
右：キャップを付けると径が増し，回しやすくなる．

光量ダイヤル

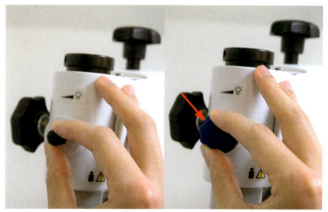

光量ダイヤルも同様にキャップを付けることで回しやすくなる．

4 フィルターを確認する

　顕微鏡の光源により，光重合レジンやボンディングレジンは硬化してしまう．とくにキセノン光源やLED光源ではすぐに重合硬化してしまう．これを防ぐために，顕微鏡にはオレンジフィルターが装備されている．また，機種によっては光源の照射範囲を絞るフィルターがあり，根管内など深くて狭い部分を観察する際に有効である．出血点を探しやすいようにグリーンフィルターもあるが，歯科分野ではあまり使われない．

　これらのフィルターは，治療中の特別な場面でしか使わないので，治療を始める前にはフィルターが入っていない状態にしておこう．ときには，フィルターのダイヤルが中途半端な位置で止まってしまい，光が出なくなり真っ暗になることがある．ランプが切れたものと勘違いしやすいので，注意が必要である．

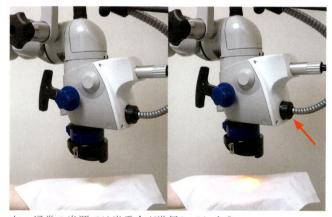

左：通常の光源では光重合が進行してしまう．
右：オレンジフィルターを入れることでレジンの重合が進んでしまうことを防ぐことができる．

Column [コラム]

■視度調節は「効き目」から

　人には「利き腕」があるのと同じように人の目には「効き目」がある．このため，視度調整の際には「効き目」から調整しないと見にくくなる．人の目は，左右でどちらかの目が中心になり，視覚情報を脳に伝達している．腕が右利きの人は右手を中心に使うように，目も左右どちらかの目が中心になり視覚を支配している．したがって，「効き目」から視度を合わせたほうが顕微鏡治療による目の疲労度は少なくなる．

　自分の「効き目」を知るには，手に鉛筆など棒状の物を握り，顔から30cmほど離して左右の目の中央の位置にもっていく．そして，どちらか片目を閉じ，開いている目で鉛筆に焦点を合わせて見つめる．その後，閉じていた片目を開いたときに鉛筆が移動するように見えれば，開けていた目は「効き目」ではない．もし鉛筆が移動しなければ，開けていた目が「効き目」になる．

PART 3 利点だけでなく欠点も知っておこう

Introduction

　肉眼では見えなかったものが見えるようになったり，より精密かつ確実な治療が行えるようになったりと顕微鏡の利点は数多くある．しかし，すべてのものに利点と欠点はつきものである．その欠点をカバーしつつ利点を引き出し，最高のパフォーマンスを発揮するうえで，使用している器材の欠点を把握しておくことは必要なことである．
　Part 3 では，顕微鏡を使いこなすために知っておくべき顕微鏡の欠点と欠点克服のヒントを紹介する．

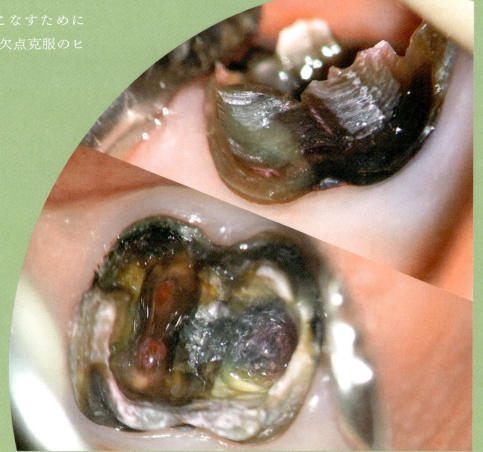

1 顕微鏡を使いこなすために欠点と克服法を知っておこう

1 顕微鏡を使いこなすために欠点と克服法を知っておこう

治療に顕微鏡を導入する利点と欠点としては，主に次のようなものがある．

治療に顕微鏡を導入する利点・欠点

利点	欠点
①肉眼で見えない根管，感染，穿孔，イスムス，歯根破折が明るくはっきり見える． ②感染原因の見当がつく． ③写真や動画で感染源を患者に示せる． ④勘に頼らず正確に治療できる・治療の質が上がる． ⑤ストレスのない姿勢により治療が楽になり治療時間が短くなる．	①湾曲よりも根尖側の根管，感染，穿孔，イスムスは見えない． ②垂直的な位置関係が把握しにくい＝距離感がつかみにくい． ③患者が動くと焦点がぼける，正確に治療できない． ④術者位置によっては反射像で器具を動かす方向が逆になる． ⑤患者の恐怖心を煽ってしまう場合がある．

利点だけでなく欠点を把握することも顕微鏡の使い方を上達させるうえで重要である．次に顕微鏡の欠点への対処法を示す．

■①湾曲よりも根尖側の根管，感染，穿孔，イスムスは見えない

対象物の直線状表面しか見えないため，その側面やすぐ下の状態を把握するのが困難であることは，顕微鏡下で根管治療を行ううえで最大の欠点といえる．これがあるゆえに，顕微鏡下であっても切削中に髄室壁や髄床底，そして根管などを穿孔してしまうこともある．

対策としては顕微鏡の倍率を下げて歯根の外形全体が見えるようにして湾曲方向を予測することと，根管内の見える範囲でミラーの反射角度を変えて湾曲方向を予測することである．また対象物とその周囲の色の違いから，根管の位置や穿孔寸前の薄い象牙質の厚みや石灰化根管の存在などを察知することもできる．加えて，歯科用コーンビーム CT（CBCT）を利用すると立体的に全体像を把握できるため，有効である．

■②垂直的な位置関係が把握しにくい.

　顕微鏡の「明るく見える」という利点が強調されているため，意外に気付かない欠点の1つに，全体が平坦に見えて垂直的な位置関係が把握しにくいことがある．ピントが同時に合っている場所は，すべて同じ高さに見えてしまうのだ．そのため，治療中に意図しない場所まで切削してしまうことが起こりうる．対処法としては，「治療を定点下で行わないこと」と「高倍率にして目的の場所以外ではピントが合わないようにすること」である．

治療を定点下では行わない

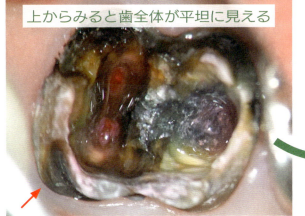

上からみると歯全体が平坦に見える

矢印の近心頬側隅角部は若干斜めの位置から見ているが，この角度からでもほとんど高さがないように見える．

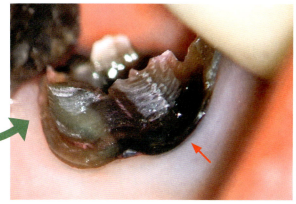

しかし，顕微鏡を傾け側面から見てみると……

平坦に見えた近心隅角部には高低差があることがわかる．

> 歯の高さを把握するには顕微鏡をさまざまな角度に傾けて処置すべきで，定点では行わないことが重要．

One Point　　　　　　　　　　　　　　　　　　　　　　　　　［ワンポイント］

■斜めから見て確認！

　ミラー反射像も直視も真上から見ていると対象物が平らに見えてしまう．定点観測で長めのバーを使って切削すると意図しない場所も削れてしまうことがある．つねに対象物に対して斜めから見て確認すべきである．
1 5をミラー像で見たところ．咬合面から見ると平らに見える．**2** 直視で側面から見たところ．頬側面は谷になっている．**3** ミラーを頬側に置いてさまざまな角度で見ると頬側面の凹凸が確認できる．

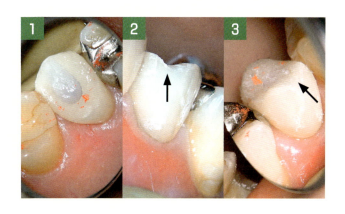

高倍率にして目的の場所以外ではピントが合わないようにする

深さ40mmのシリンダーを上から顕微鏡下で観察する

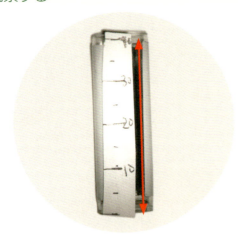

低倍率

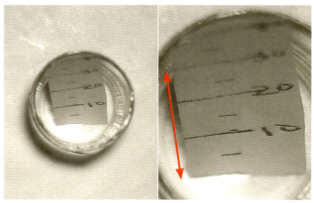

低倍率（約2倍）だとピントが0〜30mm間で合っているため，平面的に見え，0mmと30mmの位置の差がわかりにくく，距離感が掴めない．

高倍率

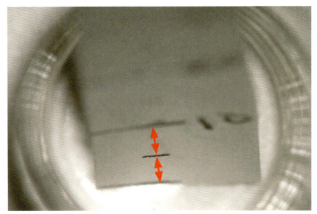

倍率を高倍率（約20倍）にして，ピントを底から5mmの位置に合わせてみる．±5mm（0〜10mm）以内の幅でしかピントが合っていないことがわかる．

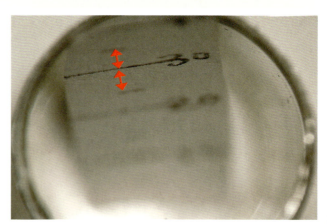

同様に高倍率（約20倍）でピントを其処から30mmに合わせてみる．やはり，高倍率だと±5mm以内の範囲しか文字を読むことができない．

高倍率＝ピント幅が狭くなる

これを利用することで，①ピントの合っている場所以外は見えにくくなるので他の高さの場所を削る可能性が低くなる，②他の垂直的な位置ではピントが合わないので浅い方から深い方にピントを移動させることで深度を把握できる．

■③患者が動くと焦点がぼける，正確に治療できない

顕微鏡下での治療は，視野が拡大されているゆえに患者が少しでも動いてしまうと視野から外れてしまう．これは，枕を使用するなどして，患者の姿勢を安定させることで回避できる(P.24参照)．治療が長時間に及ぶことも少なくないため，患者の負担を軽減するうえでも姿勢を安定させることは重要である．

■④術者位置によっては反射像で器具を動かす方向が逆になる

術者が12時のポジションで下顎の歯を反射像で見ると器具の動かす方向が上下反転する．この場合，8時か9時のポジションに来て反射像を見れば器具の動きは上下反転しない．または，動きに慣れるか直視にするかである．

■⑤患者の恐怖心を煽ってしまう場合がある

患者の意識がある状態で行う顕微鏡歯科治療では，高度に緊張してしまう患者も少なくない．歯科医師からしたら見慣れた単なる顕微鏡だが，患者からするとユニットに寝かされた状態で見上げるそれは，痛いことをされる「治療用器具」と認識され，恐怖心がさらにかき立てられるのかもしれない．恐怖心を和らげるような工夫も患者によっては必要になってくる．

緊張しやすい患者をリラックスさせる方策の1つとして，筆者(寺内)の医院では対物レンズの横に動物などの可愛らしいシールやメッセージを貼るなどしている．とくに歯科恐怖症の人は，治療中でも目を覆われるのを恐れることが多く，ゴーグルをかけた後もキョロキョロしているので落ち着かせるのには効果があると感じている．

患者の恐怖心を和らげるひと工夫

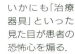
いかにも「治療器具」といった見た目が患者の恐怖心を煽る．

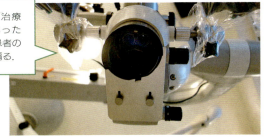
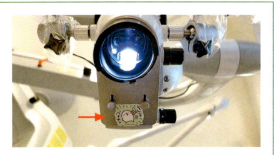
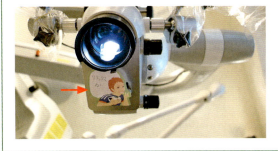
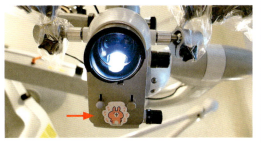

ちょっとした工夫で患者の恐怖心を和らげることができる．シールは治療が終わったら剥がして，次回は別のものを貼るようにしている．

One Point　　　　　　　　　　　　　　　　　　　　　　　　　　　　　　　　　　［ワンポイント］

■顕微鏡下で垂直的位置関係を把握するには

　根管治療において，顕微鏡下で垂直的位置関係を把握するときによくある臨床例を示す．

　顕微鏡の総合倍率を低倍率（約2倍）にして根管を覗くと根尖から根管口までほぼすべてのレベルでピントが合い，距離感の把握が難しい（**1**）．根管口から根尖まで根管全体を観察したい場合や処置をしたい場合は，ピントをその都度合わせる必要がないので低倍率がよい．しかし，この状態では全部同じ高さに見えるため，いつの間にか根尖近くを大量に削ってしまう恐れもある．約17倍で根管口にピントを合わせると根尖側根管はボケて見えなくなる（**2**）．同様に約17倍で根尖孔にピントを合わせると根管口はボケて見えなくなる（**3**）．

　このように意図しない所を間違って削りたくないときは，高倍率にして垂直方向に移動しながらピントを合わせてそのレベル付近で処置していくとよい．高倍率にすることで位置的に正確になることと，ピントの合ったところしか見えなくなるので他の高さの場所を間違って削る可能性は低くなる．

根管全体を見たい場合：低倍率

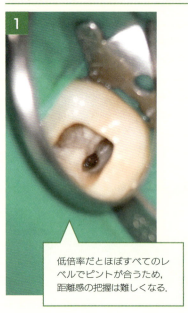

低倍率だとほぼすべてのレベルでピントが合うため，距離感の把握は難しくなる．

根管内を処置する場合：中～高倍率

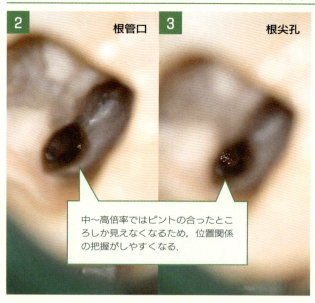

中～高倍率ではピントの合ったところしか見えなくなるため，位置関係の把握がしやすくなる．

■顕微鏡下で深さの異なる場所を正確に削る練習方法

　垂直方向の見え方による錯覚を克服するには，バーや超音波チップを使って平らな石膏模型上に図のような穴を形成してみるとよい．直視と鏡視で倍率を変えて行うことで，倍率の違いによって見える範囲が変わるのを把握すること，そして直視と鏡視の違いで見え方と深度の影響を体験することでよいトレーニングになる．

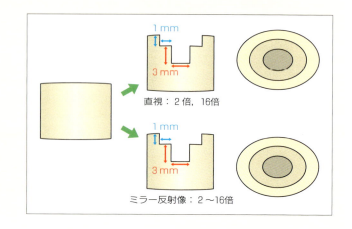

PART 4 使いこなすための step by step

Introduction

　顕微鏡をはじめとする機材の準備が整ったらいよいよ顕微鏡を使ってみよう．しかし，いきなり患者に対して顕微鏡治療を行ってはならない．不慣れな拡大視野下では尖ったインスツルメントで患者の口唇を傷つけたり，器具をぶつけたりするトラブルが発生する危険性がある．顕微鏡歯科治療のエキスパートへの第一歩として，まずはこの Part 4 で紹介するトレーニングで拡大視野や器具操作に慣れよう！

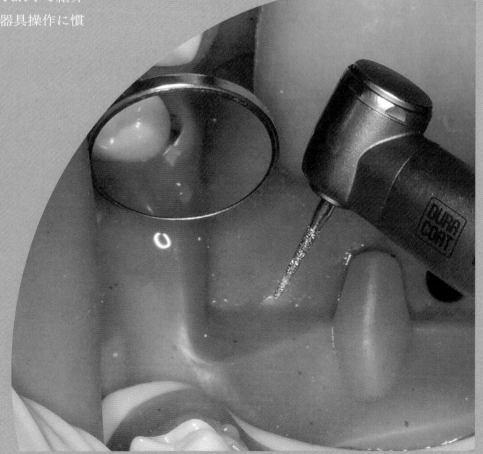

1 拡大視野に慣れよう

まずは，顕微鏡の最大の特徴である"拡大視野"に慣れるためのトレーニングを紹介する．

天蓋除去した抜去歯を用意し，手に持った状態で，最低倍率から最大倍率まで倍率を徐々に変えながら，顕微鏡で髄腔内や根管口を観察してみよう．このトレーニングの目的は，①拡大視野に慣れること，②焦点距離を把握すること，③倍率ツマミの操作に慣れることの3つである．倍率を上げるにつれて，取り残されたう蝕や未治療の根管口や削片など，低倍率では気付かなかったものが見えてくるだろう．顕微鏡とは，「見えにくかったものが見えやすくなる」のではなく，「見えなかったものが見えるようになる」のだということを実感してほしい．

1 手に持った抜去歯を顕微鏡で観察しよう

拡大視野に慣れるための最初のステップとして，まずは抜去歯を観察してみる．

双眼鏡を覗いたまま道を歩くとしたら，非常に難しいことは想像に難くないだろう．今まで，肉眼やルーペでしか口腔内を見たことがない人が，顕微鏡によって拡大された視野でいきなり治療を行うのは非常に困難であり，危険ですらある．治療の前にまずは拡大視野に慣れることから始めよう．

倍率ノブを回転させて低倍率から高倍率まで，さまざまな倍率で根管口部を観察してみよう．倍率を変えたら，それに応じてフォーカスや視野を調整する必要があるが，抜去歯を手に持っていれば手を動かすことでそれらを調整することができる．このトレーニングで，倍率の違いによって見えるものが変わることを感じてみよう．

倍率が変わることで見えるものが変わる

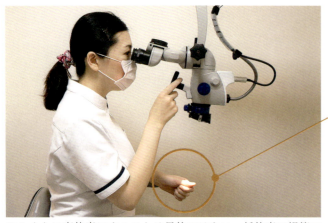

やみくもに高倍率にすることは目的ではない．低倍率で根管口の位置関係などを把握し，高倍率ではイスマス，フィンに残る歯髄組織などを観察する．つねに，何を観察すべきか，目的をもって観察する意識が大切である．

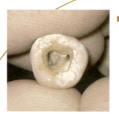

最小倍率では歯冠の形態を観察することができる．

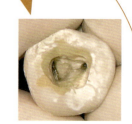

中倍率では歯冠全体に対する根管口の位置関係などを観察できる．

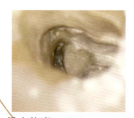

最大倍率ではイスマスやフィンの存在，根管口に残る切断片などが観察できる．

2　顕微鏡下の作業域に慣れよう

　顕微鏡治療を始める際に，もっとも違和感を強く感じることの1つが姿勢の違いである．つまり，肉眼や拡大鏡で治療をする際には目線は斜め下のことが多く，その真っ直ぐ先に作業域があり，高さは多くの場合，胸くらいになる．ところが，顕微鏡治療では目線はつねに水平に近くなり，作業域は目線の先からは離れ，お腹くらいの高さへ下がることが多い．この違いに戸惑うのである．

　しかし，パソコンの操作と同じだと考えれば違和感も少なくなるだろう．目の前のモニターを見ながら，お腹くらいの高さにあるマウスやキーボードを操作することと同じである．必ず慣れるので，じっくり取り組んでほしい．

肉眼でものを見るときの姿勢

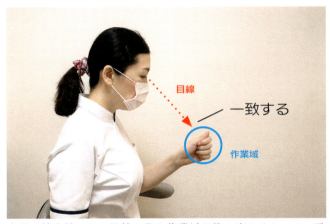

肉眼や拡大鏡では，目線の先と作業域は胸の高さぐらいで一致することが多い．

顕微鏡下でものを見るときの姿勢

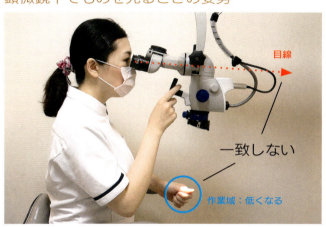

顕微鏡治療では目線はつねに水平に近くなる．また作業域も低くなることが多い．

3　倍率ツマミの操作に慣れよう

　肉眼には倍率を変える機能は付いていないが，一点を注視すると周囲が見えなくなり，あたかもそこが拡大されたように思える．これは意識の違いによって起こることで，実際に拡大されているわけではない．これに対して，顕微鏡は光学的に視野を拡大するわけだが，拡大率を必要に応じて自在に変えることこそが顕微鏡治療の本質といえる．前項でのトレーニングでお分かりのように，倍率が同じでは観察できるものは限られてしまう．つねに目的をもって，探すべきものに応じた倍率に瞬時に変えることが必要である．

　接眼レンズから目を離さずに狙い通りに倍率を変えられるように，ツマミの位置や操作に慣れるまでトレーニングを繰り返そう．

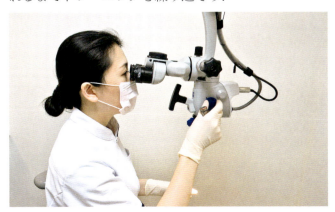

実際の治療中はハンドピースなどを持ったままでツマミを回すことになる．くれぐれも落下させないように注意してトレーニングしよう．

2 視野を動かしてみよう

次は，視野が動くことに慣れるためのトレーニングを紹介する．顕微鏡治療では，拡大視するために，視野の中で物体が動くスピードも拡大率に応じて早くなる．実際の処置に際しては，器具の操作はゆっくりと小さく動かすのがポイントになるのだが，簡単にできることではない．臨床で使う前にこのトレーニングを十分に積んでおこう．

前項と同様に抜去歯を用意し，手に持って顕微鏡で観察する．顕微鏡を覗いた状態のままで抜去歯を動かして，根管口や歯根表面，根尖孔などいろいろな部分を観察してみよう．このトレーニングの目的は，①**観察対象が大きく動くことに目を慣らすこと**，②**視界全体が大きく動くことに慣れること**の2つである．

1 観察対象が大きく動くことに目を慣らそう

手に持った抜去歯を動かしていろいろな方向から観察したり，顕微鏡を動かして観察方向を変えたり，倍率を変えたりする．これらを顕微鏡から眼を離さずに覗いたままで行う．そうして，視野が大きく動くことに慣れていくのだ．

日常生活では視界が大きく動くことはあまりないので，慣れないと"顕微鏡酔い"と呼ばれる状態に陥ってしまうこともある．気分が悪くなってきたら，無理をせずに休憩して，回復してから再チャレンジする．徐々に時間を長くしていくのが慣れるコツである．無理をすると"顕微鏡酔い"という苦い経験から，本能的に顕微鏡を使うことから離れてしまう．

手に持った抜去歯を動かしてみよう

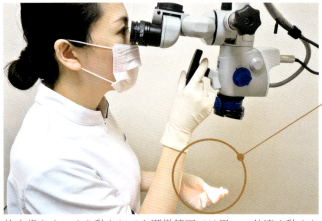

抜去歯をゆっくり動かしても顕微鏡下では思いの外速く動くと感じるだろう．自分の手を動かすスピードと顕微鏡下で見えるスピードの感覚がつかめるようにする．

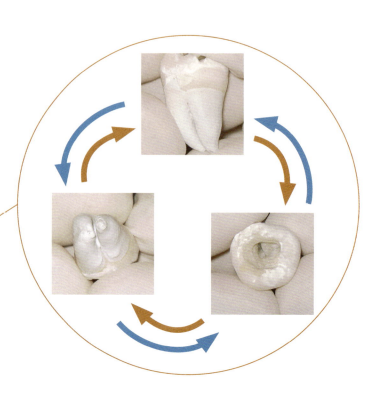

2　視界全体が大きく動くことに慣れよう

　前項は全体として，動かない視界の中で観察対象だけが動くことに慣れるためのトレーニングだったが，ここでは視界全体が動くことに慣れるのを目的としたトレーニングをする．これは，治療部位を大きく変える際の動作を想定している．視界全体が動くため顕微鏡酔いが生じやすいので，くれぐれも無理をしないように少しづつ練習しよう．

視界全体が動くことに慣れるトレーニング

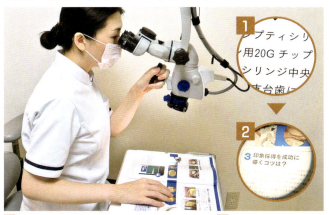

1 机の上に本を広げて文字を観察する．　2 大きく動かす前にいったん倍率を下げる．

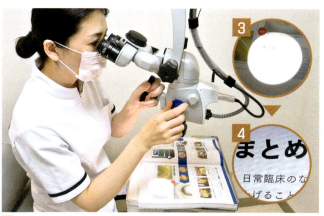

3 隣のページまで大きく顕微鏡を動かす．　4 倍率を上げて文字を観察する．

Column　　　　　　　　　　　　　　　　　　　　　　　　　　　　　［コラム］

■"顕微鏡酔い"を克服するトレーニング

■"顕微鏡酔い"とは

　顕微鏡を使っていると「乗り物酔い」をしたように気分が悪くなることがある．これは，乗り物酔いと同様に高速で移動しながら加減速，揺れなどが繰り返されることにより，視覚と平衡感覚がズレて生じた自律神経の病的な状態のことである．これが生じてしまうと顕微鏡治療はおろか，肉眼治療もできなくなってしまう．さらには精神的なトラウマとして残り，顕微鏡を治療に導入することを諦めてしまうことにもなりかねない．

■なぜ"顕微鏡酔い"になるのか？

　顕微鏡を覗きながら鏡体を水平的に動かすと視野全体が動くわけだが，たとえば拡大率が5倍ならばその視野全体が5倍のスピードで動くように見える．治療中は顕微鏡を覗きながら鏡体を動かしてさまざまな方向から治療部位を観察する．この視野移動のスピードに慣れていないと，視覚と平衡感覚のズレが生じて顕微鏡酔いが発症するのだ．

■"顕微鏡酔い"にならないためには？

　顕微鏡酔いにならないためには，徐々に慣れていくことが肝要である．決して，いきなり顕微鏡を使って治療しないよう．この Part 4 で解説している step by step に従ってトレーニングしていけば，自ずと顕微鏡下の視野移動に慣れていくので顕微鏡酔いの状態に陥ることはないだろう．

　それでも顕微鏡酔いになってしまうようだったら，平衡感覚を鍛えることも早期解決に繋がることがある．たとえば，毎晩，寝る前に布団の上でゴロゴロ回転するといった簡単なトレーニングでも，続けていくことで顕微鏡酔いの克服に繋がる場合がある．視界と体勢が大きく動く状況を再現するわけである．また，両足を縦に並べて立ち，首を左右に傾ける運動も平衡感覚の強化に繋がる．

3 フォーカス調整に慣れよう

次のステップは，フォーカス調整である．ここまでのトレーニングでは，抜去歯を手に持って行っていたが，ここではユニットのヘッドレストに石膏模型や顎模型などを固定して行う．倍率を変えてさまざまな部位を観察してみよう．

このトレーニングの目的は，①倍率を変えるとフォーカス調整が必要になることを実感すること，②さまざまなフォーカス調整法を身に付けることの2つである．

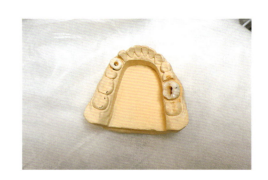

1　倍率を変えたらフォーカスの調整が必要

倍率を変更すればフォーカス調整が必要になるのが普通だが，ここまでのトレーニングでは抜去歯や模型を手に持っていたため，フォーカスは手を動かすことで調整していた．しかし，実際の治療では観察部位を自由に動かすことはできないので，顕微鏡での調整，あるいはユニットを上下させるなどしてフォーカス調整を行う．

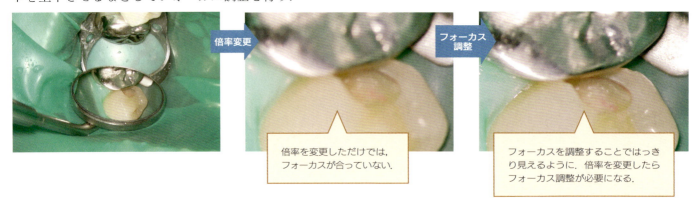

倍率変更 → 倍率を変更しただけでは，フォーカスが合っていない．

フォーカス調整 → フォーカスを調整することではっきり見えるように．倍率を変更したらフォーカス調整が必要になる．

2　フォーカスの調整方法

治療中のフォーカス調整は，次の方法で行う．フォーカスの調整は接眼レンズから目を離さずに行うので，無意識のうちにスムーズに行えるようになるまで練習しよう．

治療中に術者の手を用いてフォーカスを調整する場合は，ハンドピースなどを持ったままで行うことが多いので，くれぐれも落下事故を起こさないように注意すること．もちろん，ハンドピースなどを置いてから調整することが望ましい．ハンドピースのホースが短い場合は引っ張られてしまうことがあるので，事前に伸ばしておくことが必要である．

どの調整法でも，フォーカスを手前に動かすべきか，遠くへ動かすべきかの判断はかなりの慣れが必要である．フォーカスしているのが手前なのか遠くなのかを意識することが重要．

■ **フォーカスノブを回して調整**

　フォーカスノブで調整できる範囲は狭いが，バリオフォーカス（P.14参照）によりその範囲が広くなる．フォーカスノブでの調整範囲を超える場合や倍率を変えたことにより視野変更が必要な場合は，顕微鏡をわずかに移動させて調整する．

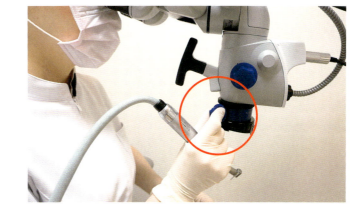

■ **フットペダルでユニットを上下させて調整**

　フットペダルでユニットを上下させるのは手を離す必要がないので便利である．しかし，ユニットによっては上下させると水平的にも動いてしまい，視野が変わってしまう製品もあるので注意が必要である．P.15で紹介した電動フォーカスのフットペダルはここで大きな働きをする．

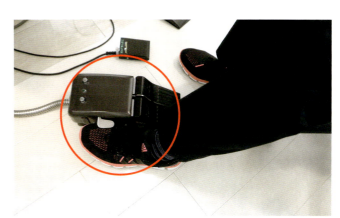

■ **ハンドルを持ち鏡体を上下させて調整**

　ハンドルを持ち，鏡体を上下させてフォーカスを調整する．前述したフリクションの調整がうまく完了していれば，楽に上下させることができる．治療中に行うので，ハンドピースやインスツルメントを持ったままハンドルを操作することになる．くれぐれも落下させることのないように注意してほしい．

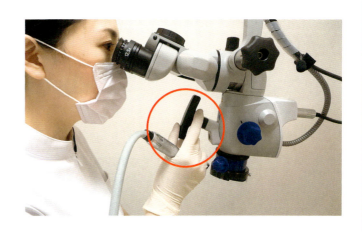

■ **ミラーを動かして調整**

　ミラーテクニックで観察していれば，ミラーの位置を変えるだけでフォーカスを調整することができる．調整できる範囲は狭いが，治療を中断することなく調整できるので非常に有効である．通常のミラーテクニックではミラーを水平方向に動かすことが多いが，フォーカスを調整する場合は垂直方向，つまりミラーを近づけたり離したりする方向に動かすことを意識して練習してほしい．

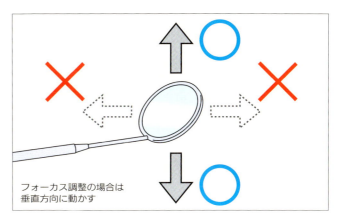

フォーカス調整の場合は垂直方向に動かす

PART 4

4 ピックアップリターンを練習しよう

次のステップはピックアップリターンの練習である．

顕微鏡に慣れるまでは治療器具を顕微鏡の視界の範囲に持っていくことに手間取ったり，患者の口唇を誤って器具で傷つけてしまうトラブルが起こりやすい．これを防ぐために治療器具のピックアップリターンをマスターしよう．

■顕微鏡治療の流れとピックアップリターン

顕微鏡治療の流れは，次のようになる．
①顕微鏡を覗いて視野・倍率を合わせる．
②治療器具をピックアップする．
③治療部位に器具を移動させる．
④必要に応じて視野，倍率，フォーカスを調整する．
⑤顕微鏡を覗きながら治療する．
⑥治療器具をリターンする．

すべての治療は基本的にこの繰り返しである．これらのなかで顕微鏡を覗きながら行う必要があるのは①④⑤である．残りの②③⑥，つまり治療器具をピックアップして治療部位まで移動させ，治療後に戻す動作は，慣れたら顕微鏡下でも行うことはできるが，顕微鏡から目を離して行うほうがトラブルが生じにくい．これらの動作を，接眼レンズから目を離すが顔は大きくは動かさず，"よそ見"をするようにやってみよう．

"よそ見"をするようにしてピックアップリターン

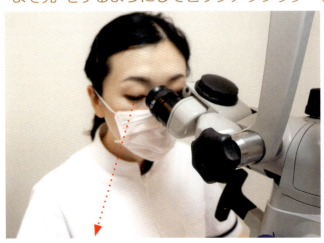

接眼レンズから大きく眼を離さず，よそ見をするようにして器具をピックアップリターンする．口唇等に引っ掛からないようにして，治療部位に素早く器具を移動させるのが目的である．治療の流れのなかで動作をスムーズに行えるようになるまで，繰り返し練習する．

治療の流れのなかでピックアップリターンを練習

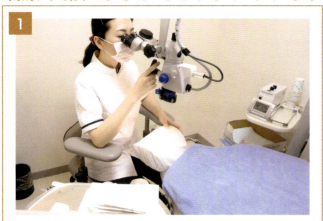
倍率やフォーカスなどを合わせる．

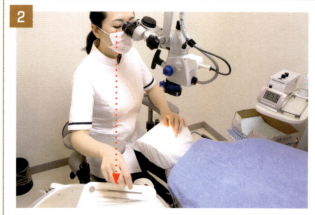
"よそ見"をするように治療器具をピックアップする．

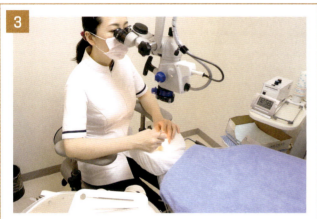
顕微鏡下で治療を行う．

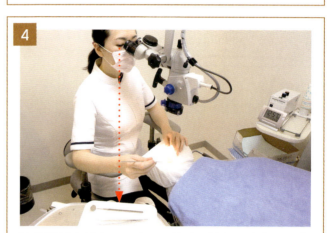
治療器具をリターンする．治療の流れのなかで，必要な部分だけ顕微鏡を用いるのがポイント．

One Point　　　　　　　　　　　　　　　　　　　　　［ワンポイント］

■直線ではなく，円形の軌道を描くような動作を心がける

　肉眼での治療では，ハンドピース等をピックアップして口腔内に持っていく際に手をやや持ち上げて口唇・口角を避けながら治療部位へと持っていくはずである．ところが顕微鏡に慣れていないと，この基本的な動作を忘れて，直線的な動作になってしまいハンドピース等で口唇・口角を傷つける事故が発生しやすい．拡大像だけに気を取られることなく，"よそ見"をしながら円を描くように軌道をイメージしつつ，ピックアップリターンのトレーニングをしよう．

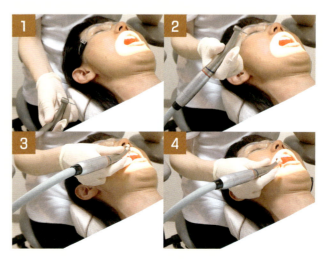

5 模型に触ってみよう

　ここまでのトレーニングの仕上げとして，ヘッドレストに置いた模型を顕微鏡で拡大視しながら削ってみよう．抜去歯を植立して根管治療をしてみるのも楽しい．ピックアップリターンは"よそ見"をしながら，フォーカス調整するときは落下事故に気を付けて，倍率をさまざまに変えて，いろいろな方向から観察しながら触ってみよう．肉眼では気付かなかった塵や削片の多さに驚くかもしれない．

拡大視しながら模型を削ってみよう

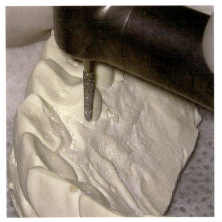 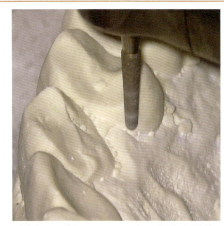 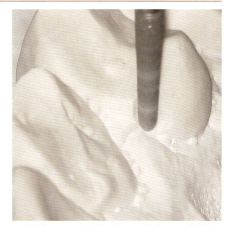

削るときにはバーが接しているところを見ると同時に，削ってはいけない部分を見分けながら形成する．低倍率では歯肉との境界が曖昧だが，高倍率になるにつれて明瞭になってくる．

模型を使って根管治療をしてみよう

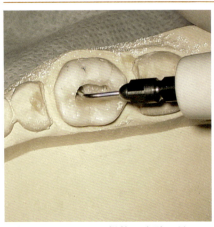 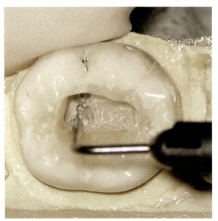 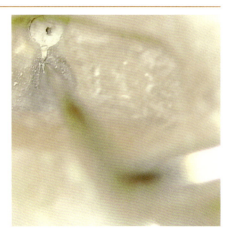

根管口だけでなく，根管の内壁を見ながら超音波チップ（P.54 7 参照）をあてがって形成してみよう．チップが当たるところが削れていく様子がよくわかる．

6 顕微鏡の素晴らしさを実感してみよう

　歯科治療のなかで顕微鏡の恩恵をもっとも受けた分野が根管治療であることはいうまでもない．とくに再根管治療や破折ファイル除去，パーフォレーションなど偶発症の対応では顕微鏡による拡大視野がもたらす可能性は計り知れない．

　ファイルなどの治療器具が根管内で破折した場合，除去を試みても歯質を削るばかりでその多くは徒労に終わり，罪悪感とともに根管治療を終えることを多くの歯科医師が経験しているのではないだろうか．なかには，それがきっかけで患者とトラブルになってしまうこともある．顕微鏡はここで大きな力を発揮し，ほとんどの破折ファイルを除去することができる．臨床で行うにはラバーダム防湿や発熱の防止，パーフォレーション防止，ミラーテクニックなどさまざまなハードルがあるが，ここでは顕微鏡の可能性を実感してみることだけを目的として，抜去歯を用いた破折ファイル除去にチャレンジしてみよう．

抜去歯を用いた破折ファイルの除去

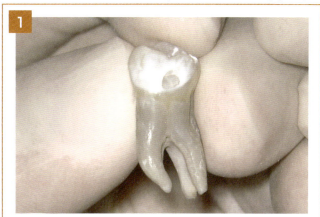

1　抜去歯を用意する．

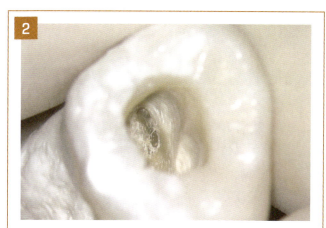

2　抜去歯の根管明示をする．根管形成はしないでおく．

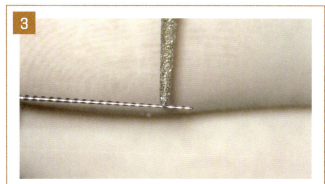

3　#25～35のステンレススチール製手用ファイルの先端1～2mmのところにダイヤモンドポイントで切れ目を入れる．

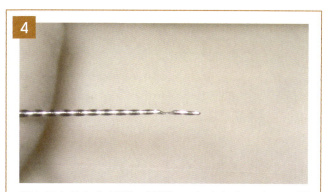

4　切れ目を入れた状態．切断してしまわないように顕微鏡で観察しながら行おう．これも顕微鏡のトレーニングになる．

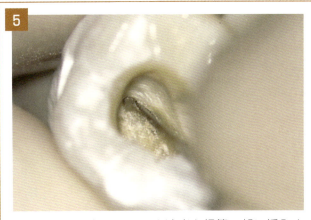
切れ目を入れたファイルを適当な根管口部に挿入する．抵抗を感じたら回転させるとファイルが破折して根管内に残る．

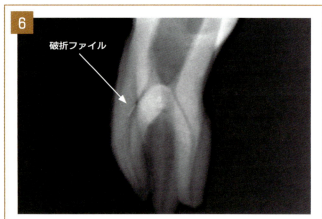
エックス線写真で破折ファイルの位置を確認する．

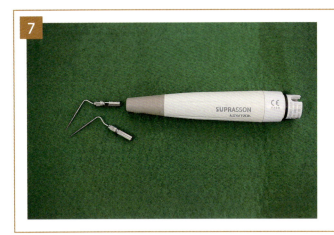
使用する器具は，スプラソンのハンドピース（サテレック），V-10チップホルダー（ナカニシ），超音波ファイルダブル（マニー）である．

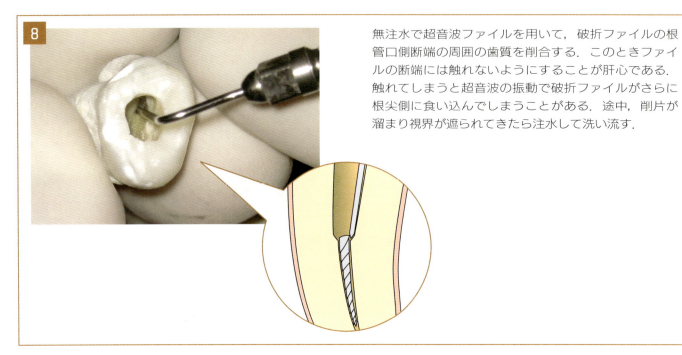
無注水で超音波ファイルを用いて，破折ファイルの根管口側断端の周囲の歯質を削合する．このときファイルの断端には触れないようにすることが肝心である．触れてしまうと超音波の振動で破折ファイルがさらに根尖側に食い込んでしまうことがある．途中，削片が溜まり視界が遮られてきたら注水して洗い流す．

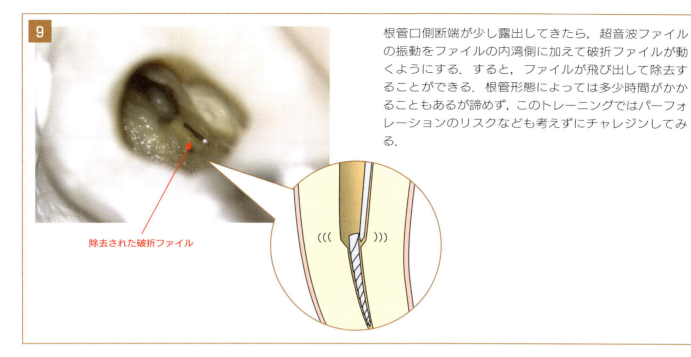

根管口側断端が少し露出してきたら，超音波ファイルの振動をファイルの内湾側に加えて破折ファイルが動くようにする．すると，ファイルが飛び出して除去することができる．根管形態によっては多少時間がかかることもあるが諦めず，このトレーニングではパーフォレーションのリスクなども考えずにチャレジンしてみる．

除去された破折ファイル

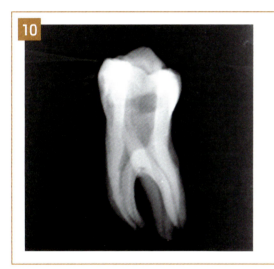

破折ファイルを除去できたことをエックス線写真を撮影して確認する．歯質をあまり削合することなく除去することができた．このトレーニングを通して，顕微鏡を用いることでこれまで不可能だったことが可能になることを実感できるだろう．
しかし，このトレーニングはあくまでも顕微鏡に慣れるためのものであり，臨床ではパーフォレーション防止など，さまざまな配慮が必要になる．臨床症例に臨む前に，適切なハンズオンコースやセミナーを受講することを強くお勧めする．

One Point　　　　　　　　　　　　　　　　　　　　　　　　［ワンポイント］

■臨床で行う際の注意点

　臨床では破折ファイルの口腔への迷入や感染防止のためにラバーダム防湿が必須になる．さらに超音波ファイルによる発熱やパーフォレーションの防止などへの配慮も必要なので，くり返しになるが，それに対応するハンズオンコースやセミナー等の受講をお勧めする．

　実際の治療に際して，もっとも必要になるのは"自分には必ずできる"という自信である．この自信がなければ成功はおぼつかない．この自信を育てるためにもハンズオンコースやセミナーを受講し，簡単な症例から経験を積み上げていくのが重要である．

7 口腔内を観察してみよう

　ここまでトレーニングを積んできたら，いよいよ顕微鏡で口腔内を観察してみよう．ただし，いきなり患者の口腔内ではなく，家族やスタッフから始めよう．その際は慣れない操作で思わぬ事故が起こるのを防ぐために，患者役の目を保護することを忘れずに．ゴーグルか厚手のタオルを用いて目を守ることを忘れないようにしよう．

前歯部唇側面を観察しよう

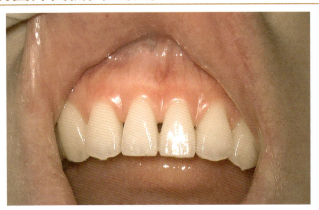
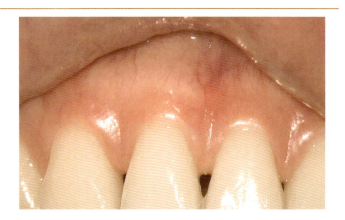
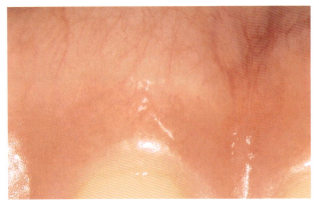

前歯部唇側面を低倍率から高倍率へと倍率を変えながら観察してみよう．辺縁歯肉に走行する毛細血管も見えてくるだろう．ミラーで口唇を排除するときに，観察に夢中になるあまり歯肉を押してしまい，痛みが生じることがある．拡大視野でもつねに患者への配慮を忘れないように注意すべきである．

目を守ることを忘れずに

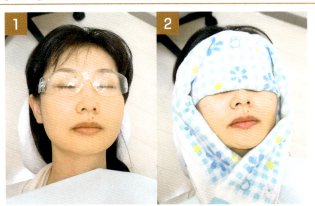

① 厚いゴーグルは治療の妨げになるので薄手のものを選ぶ．
② 普通のタオルを縦に折って厚くして目を保護する．

臼歯部頬側面を観察しよう

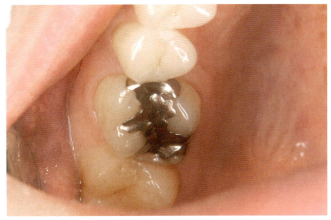

臼歯部頬側面を観察してみよう．患者の口唇をミラーで排除しながら，顔を横向きにしてもらうと観察しやすくなる．

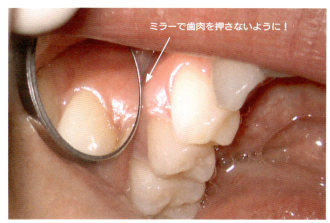

ミラーで歯肉を押さないように！

観察に集中しすぎてミラーで歯肉を押してしまわないように注意する．

臼歯部咬合面を観察しよう

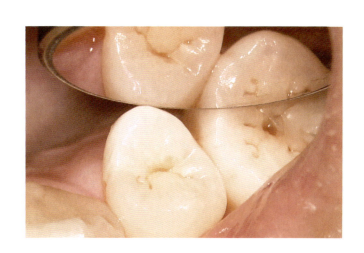

裂溝や隆線の走行などを観察しよう．臼歯部咬合面を観察するには，患者に大きく開口してもらうことになる．後方歯になるにつれて，対合歯や口唇などが障害になり裂溝の観察できる方向が限られてくることがわかる．

顕微鏡やヘッドレストを調整して見える範囲を拡大

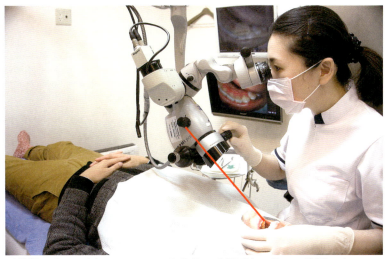

顕微鏡を大きく傾けることで，臼歯部や舌側面など見える範囲が広がる．また，患者のヘッドレストの位置や向きを変えることでも見える範囲が広がる．

8 ミラーテクニックを使って視野を広げよう

　前項のトレーニングでは，前歯部舌側面や臼歯部を中心に，高倍率で口腔内を観察した．しかし，口唇や対合歯が障害となり，観察できない部位が多いことに気付いた人もいるだろう．これは，そもそも肉眼でも見えていなかったのだがそれに気づいておらず，顕微鏡で拡大されることではじめて"実は見えていなかった"ことに気づいたのである．そこで，有効になるのがミラーテクニックである．見えなかった部位が見えるようになり，快適に治療することが可能になるのでしっかり習得したい．ミラーテクニックが不得手であるがゆえに顕微鏡歯科治療を導入できなかったり，顕微鏡を使ってはいてもミラーテクニックを用いないがゆえに"実は見えていない"状態のまま治療をしている場合もある．顕微鏡の導入にあたっては，ミラーテクニックの習熟にいっそう励んでほしい．

"見えていない"のに"見えている"ように錯覚してしまう

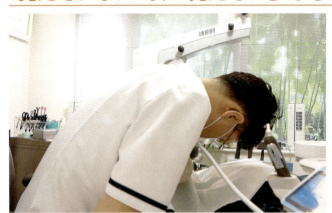

上顎臼歯部の治療において，多くの歯科医師はこの写真のように直視すべく体全体を傾けて覗き込むようにして治療している．

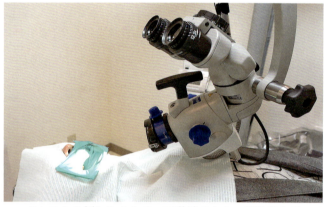

ヘッドレストを倒したうえで，可動域の大きい顕微鏡を用いて左の写真と同じ角度で観察できるように顕微鏡をポジショニングしたところ．

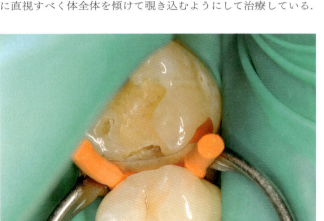

上図の肉眼での見え方に相当する低倍率の写真．マトリックスの設置方法などは観察できる．

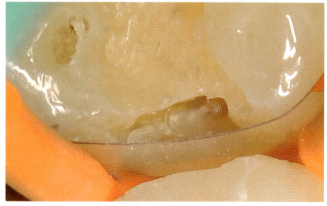

上図のポジションでの高倍率の顕微鏡写真．どんなに拡大しても，歯肉側窩縁とマトリックスの適合性は見えない．いかに顕微鏡と言えども，内視鏡のように口腔内へ入れることはできないので，これは当然といえる．肉眼での治療で，直視を多用している歯科医師は，ここを誤解していることが多い．

ミラーテクニックで本当の意味で"見える"ようになる

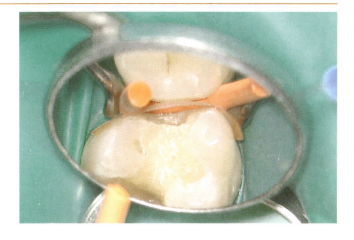

前ページと同じ患者の同じ部位をミラーテクニックを用いた顕微鏡治療での低倍率写真.

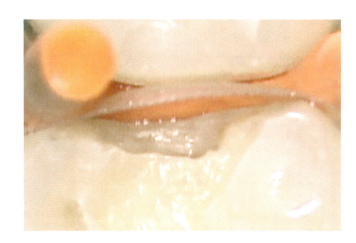

ミラーテクニックを用いた高倍率写真. 歯肉側窩縁とマトリックスの適合状態も明確に視認することができている. これらが見えることこそが, 顕微鏡治療の意義である.

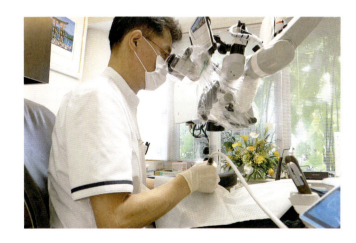

ミラーテクニックを用いた顕微鏡治療の姿勢. ミラーを介して顕微鏡を口腔内に入れているのと同じことになるので, 顕微鏡を大きく傾ける必要もなく, 楽な姿勢で治療することができる.

　ミラーテクニックを用いずに直視したほうが便利な場合もある. しかし, 歯科治療の多く, とくに内側性の部位に対する治療ではミラーテクニックを用いなければ, **拡大し, 見ながら治療する**という顕微鏡治療の本質から外れてしまうことを肝に銘じてほしい.

9 ミラーテクニックを習得するために

　顕微鏡歯科治療へのミラーテクニック導入を阻むものとして，次の3つが挙げられる．
①上顎はできるが，下顎が難しい．
②冷却水の飛沫によるミラーの曇りが邪魔になる．
③粘膜の排除ができない．

　ここでは，それぞれを克服するためのポイントを術者が12時の位置にいることを例に解説する．なお，ミラーテクニックはアシスタントとともに行う4ハンド，6ハンドでの治療が必然である．一般外科手術を1人では行わないように，歯科治療も1人で行ってはならない．

　また，治療に導入する前に，次のような装置やマネキンを使っての練習は必須である．練習なしでは，慣れない操作に診療時間の延長などが生じやすく，診療に差し障りが生じ，治療への導入を諦めざるを得なくなる．これがくり返されると，顕微鏡治療に対してのモチベーションも下がり，せっかく購入した顕微鏡も使わなくなってしまうのである．

1　下顎のミラーテクニックのトレーニング

　下顎のミラーテクニックを難しくしているのは上下が逆転することに加え，インスツルメントを身体側へ引くのではなく，身体から離れるように押す動きが求められるからである．一般的に，歯科治療ではインスツルメントを身体側へ引いて使うことが多いので，この逆の動きに違和感を覚える人が多い．ここでは下顎のミラーテクニックの簡単なトレーニングを紹介する．

肉眼でできるミラーテクニックのトレーニング

用意する物

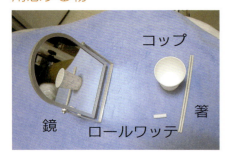

鏡を見ながらトレーニング

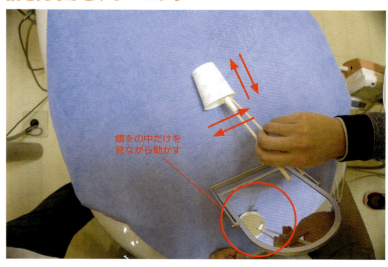

鏡をの中だけを見ながら動かす

　鏡とコップ（紙コップ），箸とロールワッテを用意する．コップを写真（右）のように入口が手前にくるように置き，鏡の中だけを見ながらコップ内のものを箸でつまみ出したり，戻したり，上下左右いろいろな場所に移動させてみよう．鏡さえあればコップと箸だけでもできるので，気軽にゲーム感覚で楽しみながら取り組んでほしい．

One Point

[ワンポイント]

■見たければ，見るな！

どちらに手を動かすべきなのか，わからなくなってしまう人へのアドバイスは「見たければ，見るな」である．動かす方向がわからなくなったときは，目を閉じて自分とロールワッテの位置関係や手の方向などを冷静に頭に思い描きながらシミュレーションする．その感覚を覚えておいたままで目を開け，手を動かすようにする．ヒトは視覚から得る情報が大きいため，見えるものに頼りすぎると混乱してしまうのである．これを避けるためには「見たければ，見るな」である．

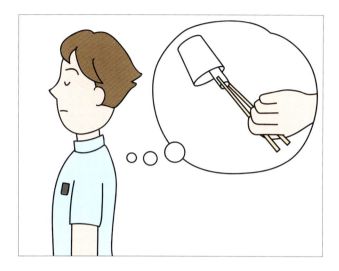

■顕微鏡下でのミラーテクニックのトレーニング

動きに慣れたら顕微鏡下でのトレーニングに移る．マネキンを用意して練習するのがもっともよいが，用意できない場合は人工歯（1歯数百円）を用いて，写真のような簡易的な練習用装置を作るといい．これを前述の上下顎方向に設置し，ファイルやハンドピースに取り付けたバーなどでなぞったり，ファイルを挿入したりする．

トレーニングでは低倍率でゆっくり行うことから始めよう．慣れてきたら倍率を上げ，さらに動かすスピードも上げていく．動かす方向などがわからなくなったら，"見たいなら見るな"を思い出して目を閉じて，冷静に動かすべき方向を思い出してシミュレーションしてから目を開けよう．これらをくり返すうちに顕微鏡下の空間認識能力が鍛えられるのである．

自作できる簡易的な練習用装置

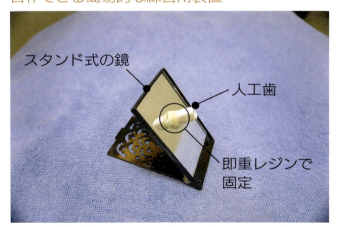

スタンド式の鏡（100円ショップなどで購入．なければ，ボール紙を三角形に折ってもよい），人工歯（根管付きのものが望ましい．根管口を明示しておく），即重レジンを用意する．作り方は，写真のように人工歯を即重レジンを斜面に固定するだけである．下顎の練習では斜面が手前に下がるようにする．上顎の練習では，逆に奥が下がるようにする．

練習用装置を顕微鏡下で使ってみる

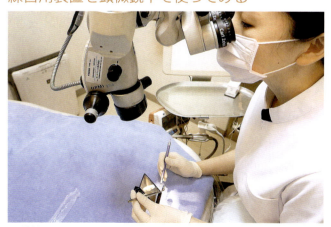

顕微鏡下でファイルを根管に出し入れしてみよう．ファイルは手用ではなく，ハンドルが付いたものを使ったほうが練習しやすい．最初は低倍率でトレーニングし，徐々に倍率を上げてみよう．

One Point [ワンポイント]

■ハンドル付きのファイルを使おう

顕微鏡下で用いる器具はハンドル付きのものが基本である．手用ファイルは顕微鏡で見ながら根管をファイリングしようとしても，指が邪魔になり見ることができない．

また，下顎を12時の位置から手用ファイルで治療しようとすると，手首をひねって行うことになるので，困難である．

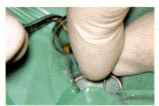

手用ファイルでは指が邪魔になり，顕微鏡下でも治療部が見えない．

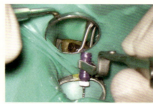

ハンドル付きのファイルならば顕微鏡で見ながら操作できる．写真は手用ファイルをエンドフォーセップスに取り付けたもの．

2 冷却水の飛沫によるミラーの曇りを避ける方法

飛沫によるミラーの曇りを完全に避けることはできないが，軽減することはできる．その方法とは，ミラーを術野からなるべく遠くに置くことである．

とくに高倍率でのミラーテクニックでは，ミラーが揺れてしまうと観察することができなくなってしまう．ミラーを固定するためにラバーダムクランプのアーチ部分にミラーを固定することは有効であるが，固定できる反面，ミラーが術野に近いために冷却水の飛沫がかかりやすく，表面が曇りやすくなるという欠点がある．ミラーが曇ってしまうと肝心の観察ができない．

そこで，ミラーを術野から遠く離すことになるが，そうするとミラーは揺れやすくなってしまう．この対策として有効なのが，Part 1 で説明したようにアームレスト付きのスツールを用いることや手首を頬骨弓あたりで固定させることである．そうすれば，ミラーも安定しやすくなる．

ミラーが術野に近い場合

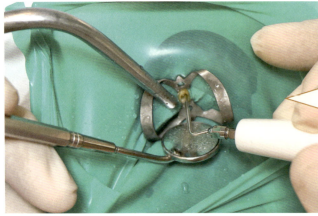

下顎前歯部の根管治療．超音波チップで注水しながら根管洗浄しているところ．ミラーが術野に近いため飛沫で曇って見えない．

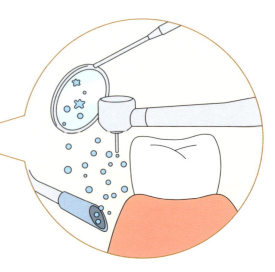

ミラーが近いとバキュームが近くにあっても飛沫がミラーに付着してしまう．

ミラーが術野から遠い場合

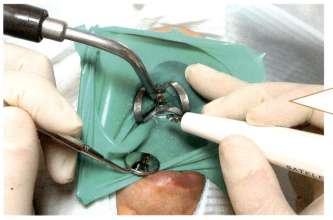

術野からできるだけ遠くに置くことで，ミラーに飛沫がかからない．遠くに置くと像が小さくなるが，これを拡大して見ることができるのが顕微鏡のメリットである．

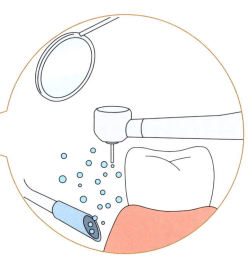

ミラーが離れていれば，飛沫はバキュームに吸引されミラーは汚れにくい．

One Point [ワンポイント]

■口腔内での器具のポジションがポイント

根管治療ではラバーダム防湿を行っているし，冷却水の量も少ないので，比較的ミラーは曇りにくいが，支台歯形成などの処置では冷却水の量も多く，ミラーが曇りやすい．ここでも，ミラーを遠くに離すことがポイントになる．また，曇ったミラーを3wayシリンジで適時洗い流すことも大切なポイントである．そのためには，アシスタントが術者と同じ視線を確保するためのモニターが見やすい位置にあることが大切である．

また，ミラーの表面にフットペダルのオン・オフでエアーを吹き付けて曇りを取り除く製品（スマイルミラー，スマイルデンタルファクトリー）もあり，有効活用できればミラーテクニックがより快適になる．

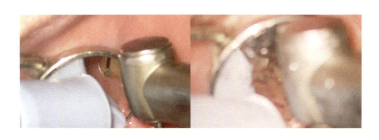

上顎左側第二大臼歯の頬側面を削合しようとしている．生活歯なので注水が欠かせない．しかし，ミラーが術野に近すぎるので，飛沫でミラーが曇ってしまう．

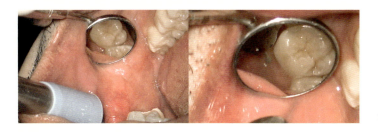

ミラーを下顎第二大臼歯頬側面まで離し，バキュームチップを術野の脇に置く．このようにすれば，飛沫の量は激減し，ミラーも曇らない．

3 頬粘膜と舌の圧排

　ミラーテクニックでは，顕微鏡とミラーの間に頬粘膜，舌，指など視線を遮る夾雑物があると観察することができない．とくに左側の上下顎臼歯部の治療では，視線確保が困難になることが多いので，解決法をご紹介する．

　上顎第二大臼歯の遠心面の支台歯形成を例に説明すると，頬粘膜はアシスタントがバキュームで排除してくれるので邪魔にならないが，いざ治療しようとすると視野が狭く，非常に治療しにくいことが多い．治療部位の周囲に空間を作ることが視野確保のポイントになる．

■治療部位周囲に空間を作るためのポイント

　左右の写真を見比べてほしい．左は治療部位の周囲に空間がなく，ミラーを見ることができていない．これに対して，右は治療部位の周囲に空間があるので，ミラーが見やすいことがわかる．

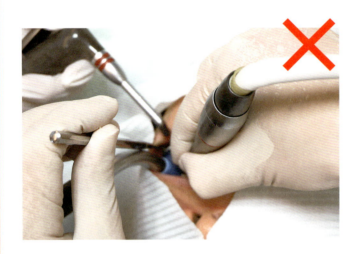 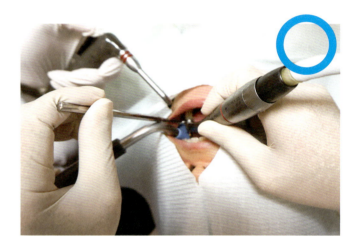

重要なのはフィンガーレストの位置とハンドピースの持ち方

　なぜこれだけの違いが生じるのかといえば，右手のフィンガーレストの位置である．"フィンガーレストは治療部位のなるべく近くに置く"という長年の習慣と既成概念どおりにした結果，左の写真では周囲の空間が狭くなり，顕微鏡でも見えにくくなってしまうのである．これに対して，右の写真ではフィンガーレストを４３|と遠く離しているので，周囲に空間ができて観察しやすいのである．

　そのためには，ハンドピースを親指，人差し指，中指の３本で長く持ち，なおかつハンドピースの付け根を親指と人差し指の間に落とさないようにすることがポイントである．こうすれば中指と薬指で４３|にフィンガーレストすることがでる．また，主に親指と人差し指だけでハンドピースの動きを繊細にコントロールすることが可能になる．親指の付けに落とす持ち方ではハンドピースを動かすのに指だけでなく手首も動かす必要が生じてしまい，繊細なコントロールができなくなるのである．顕微鏡歯科治療のためにぜひ身に付けたい技術である．

ハンドピースの持ち方を身に付けよう

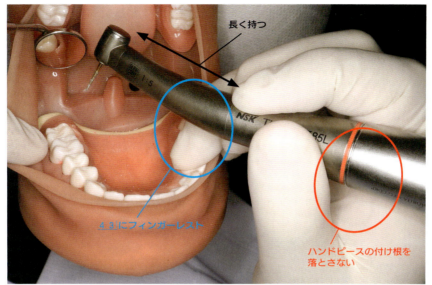

ハンドピースの付け根を親指と人差し指の間に落とさないようにして長く持つ．中指のフィンガーレストは 4 3| の切端から舌側面に置く．

ハンドピースの持ち方は姿勢にも影響する

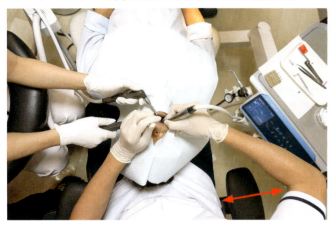

親指の付け根にハンドピースを落としてしまうと，必然的に脇が開いてしまう．これも繊細なコントロールを妨げる理由になる．

One Point　　　　　　　　　　　　　　　　　　　　　　　　　　　　　　［ワンポイント］

■ミラーを置く位置で安定した視野を確保

　根管治療では，クランプのアーチ（弓）の内側かアーチ上にミラーを置き，支えに使うと安定したブレない視界を得ることができる．
　一方で，開口量が小さい患者では対合歯とのクリアランスがないため，クランプのアーチ部がミラーと干渉して自由にミラーの角度を調整することができないこともある．このような場合は，バイトブロックを使用するか，小さいミラーを使いさらに頬側か舌側にミラーをずらして顕微鏡の入射方向をミラーに合わせてクランプに寄りかかって見るようにすればいい．

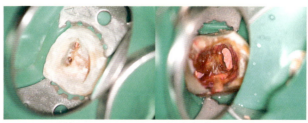

アーチの手前にミラーを置いた場合（左）とアーチの上にミラーを置いた場合（右）．アーチをミラーの支えにすることで，視界が安定する．

PART 5 ポジショニングの基本と使い分け

Introduction

　顕微鏡をどのような方向から，どんな姿勢で使うかは，術者によって異なることも多く混乱が生じやすい．Part 5 では，代表的なポジションや治療部位・使用するインスツルメントに応じての使い分けなどについて解説する．ポジショニングは，治療の質やスピードに大きく影響するので，適切に使い分けられるようになってほしい．

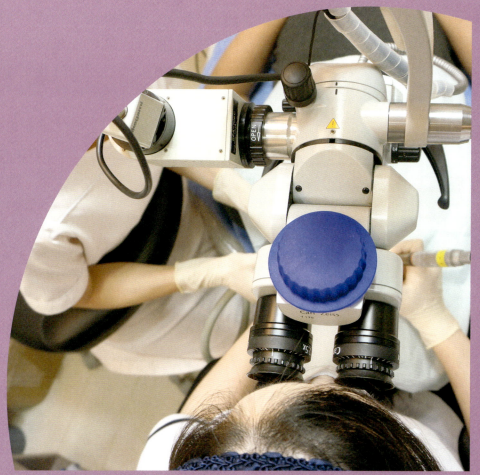

1 "見える"ということとポジショニング

顕微鏡は"見ながら治療する"ために用いるものである．ゆえに，ポジショニングにおいて最優先されるのは"処置中も患部を見続けやすいこと"である．それに加えて，"スムーズな器具操作ができること"も求められる．これら2つを両立させることはときに難しいが，優先順位を間違わないようにしたい．そうでなければ，顕微鏡治療の意義を損ないかねないので注意してほしい．

1 顕微鏡治療における"見える"ということとは

では，顕微鏡治療において"見える"とはどういうことなのか．これについては，P.58，59のミラーテクニックを紹介した項目でも触れたが，改めて下顎左側第一大臼歯を根管治療する前に仮封材を削除しているところを例にとって解説する．

見えているのはどっち？

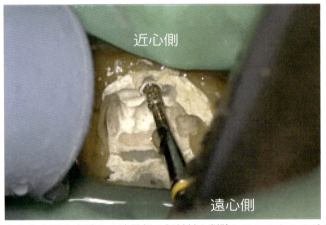 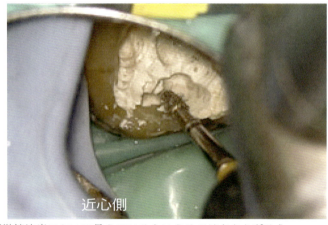

どちらも近心内壁との境界部の仮封材を削除しているところだが，顕微鏡治療において見えているといえるのはどちらだろう．

どちらも近心内壁との境界部の仮封材を削除しているところだが，左右の写真を見比べてその違いがわかるだろうか．左の写真では仮封材の全体は見えているが，近心内壁との境界は見えていない．そのため，仮封材を削除する際に内壁まで過剰切削したり，削り残したりしてしまう．一方，右の写真は近心内壁との境界も見えている．そのため，内壁の過剰切削・削り残しを防ぐことができる．つまり，顕微鏡治療においては，左の写真は見えておらず，右の写真こそが"見えている"ということなのである．

　たかが内壁を少し削るくらい……と思うかもしれないが，たかが仮封材を除去するだけでそれだけの差が生じるのであれば，その後の根管治療ではさらに大きな差が生じてしまうことは言うまでもない．顕微鏡で"見える"ということは，触れるべき部位が見えることはもちろんだが，触れてはいけない部位も見えるということなのである．

　左の写真はミラーを使わずに直視しているが，右の写真ではミラーを使っている．顕微鏡治療ではミラーを使うことが基本となる．口腔内写真をミラーを使わずに撮影することはできない．いかに口唇・口角を引いて，大開口を強いてもカメラを口腔内に入れることはできないため，死角が多発するからである．これは誰しも理解していることである．同様に顕微鏡も口腔内に入れることはできないので，ミラーを用いて視座を口腔内に入れる必要があるのだ．

触れてはいけない部位も見えているのが"見える"ということ

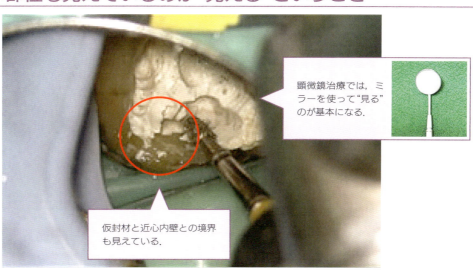

顕微鏡治療では，ミラーを使って"見る"のが基本になる．

仮封材と近心内壁との境界も見えている．

　顕微鏡治療では見ることを優先しながら処置を行うことになるので，処置の部位，内容に応じた"見やすいポジション"を選択することが重要になる．上述のように，顕微鏡治療の多くはミラーを用いた鏡視になるので，ミラーを安定させるのに適した12時のポジションを選択することが多くなるであろう．ミラーの位置を変化させることで視野を自在に変化させることができるからである．だが，見ることを優先しながらも治療器具をコントロールしやすいことも重要である．後述するように，治療に用いるのがハンドピースの形状であれば持ち方を変えることで対応できることが多いが，手用ファイルやメスなどのように持ち方が限定される器具を用いる処置では，処置内容，部位により自在にポジションを変化させることによって楽な姿勢で顕微鏡治療をスムーズに行うことができるのである．

2 代表的なポジション

術者のポジションは治療器具の操作性に影響を与える．また，顕微鏡のライトが口腔内に入る角度（入射角）とミラーの反射角度は視野（見えやすさ）に影響する．そして，顕微鏡の接眼レンズのポジションは術者の姿勢（疲労度）に影響を与える．これらの点を考慮して，術者にとってベストなポジションに顕微鏡と患者を固定し，アシスタントのポジションを決めることが顕微鏡治療では理想である．アシスタントは，術者にスムーズに器具を渡したり，圧排ができるように術者の左側のポジションをとり，干渉しないよう十分な距離をおくことも重要である．

また，どのポジションをとるかによって，歯の見え方，頰粘膜・舌の排除の仕方，術者の腕や指の使い方，ハンドピースやインスツルメントの挿入方向などすべてが変わる．代表的なポジションである，10時，8時，12時のポジションを紹介するので，それぞれの特徴を理解して，治療部位，場面によって使い分けられるようになろう．

10時，8時，12時のポジション

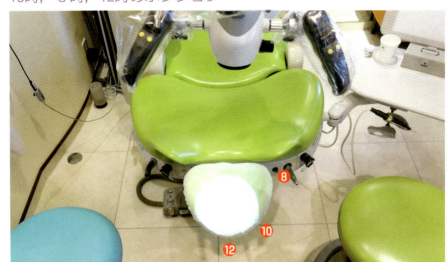

代表的な3つのポジション．それぞれの特徴を理解して使い分けられるようになろう．

1 10時のポジション

肉眼の治療でも10時のポジションに慣れている人が多いので，比較的取り組みやすいポジションである．上顎の治療ではミラーテクニックもやりやすいが，左手が患者の眼球を圧迫しないように注意しよう．ミラーは柄を長く持つことで，アシスタントの視線を確保することができる．アシスタントは3時方向から行う．

写真は 5 の近心面を削合するところ．術者の両脇を締められるので，繊細な処置を行うことができる．

10時のポジション

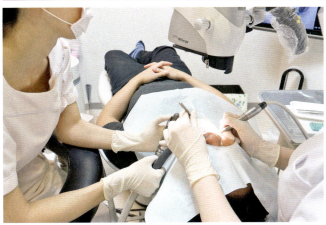

術者は10時，アシスタントが3時のポジション．術者もアシスタントもアームレストに肘を置いて安定した治療ができる．モニターは8時の位置にあり，アシスタントが見やすい．

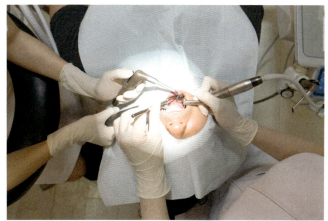

術者の左手のパームレスト（P.75参照）は頬骨弓か眼窩上縁に置いている．ミラーは術野から遠くに置き，バキュームは術野の近くに置く．3wayシリンジでミラーの曇りを除去する．

2 8時のポジション

　下顎に対するミラーテクニックを苦手とする人は多いが，8時のポジションであれば，下顎のミラーテクニックであっても上下が逆さまにならないので混乱が少ない．また下顎右側臼歯部頬側や下顎左側臼歯部舌側など，12時のポジションからでは頬粘膜や舌側縁の圧排が難しい部位でも，左手のミラーで圧排しながら直視できる．反面，術者の右脇が大きく開いてしまうので，右肩の負担は大きく，繊細な処置には少し不利な点がある．また，とくに女性の患者では胸部に右腕が触れぬように注意が必要である．

　写真は下顎左側第二大臼歯舌側の支台歯形成をしているところ．12時のポジションでは舌の圧排が難しい．その点，8時のポジションからミラーテクニックではなく直視すれば，左手のミラーで舌を圧排しながら形成することができる．

8時のポジション

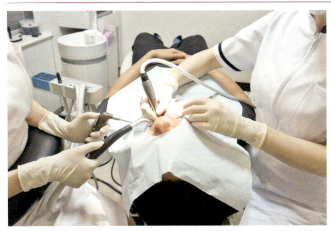

下顎左側第二大臼歯の舌側面を支台歯形成するところ．8時のポジションをとり，患者の顔を少し左へ回旋させると直視しやすい．術者右腕が患者の胸に触れないように注意すること．

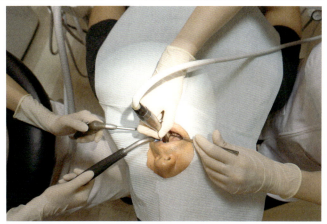

左手のミラーで舌を圧排しながら形成している．右脇が大きく開いてしまい，アームレストやパームレスト（P.75参照）などがとりにくいのが欠点である．

3 12時のポジション（上顎）

　12時のポジションでは術者が両脇を締めて処置できる．前述したように繊細な処置が求められる顕微鏡治療では有利な点が多い．患者の頬骨弓辺りに両手首を軽く置いて安定させる．アシスタントはやはり3時からアプローチする．

　写真は7⏋の遠心面を支台歯形成しているところ．頬粘膜は右手人差し指で圧排している．ミラーは治療部位から可及的に離したほうが水飛沫がかかりにくいので，下顎第二大臼歯の脇あたりに置く．アシスタントは，モニターを見ながらミラーの曇りを除くために3 wayシリンジで適宜ミラーを洗う．

12時のポジション（上顎）

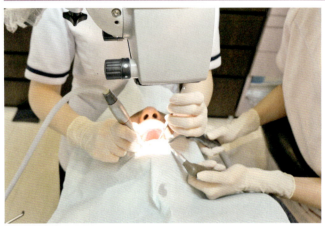

12時のポジションではアームレスト，パームレスト，アームズイン（P.75参照）により両手を安定させて処置することができる．アシスタントもアームレストして楽な姿勢である．

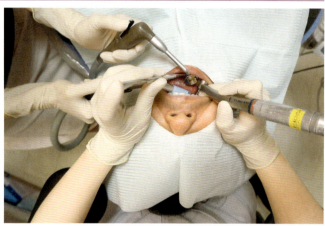

両手とも頬骨弓にパームレストしている．ミラーは可及的に離す．アシスタントはミラーの曇りを洗い流せるようにミラーの脇に3 wayシリンジを準備している．

One Point　　　　　　　　　　　　　　　　　　　　　　［ワンポイント］

■アシスタントの注意事項

　アシスタントの診療補助は安全で効率的な治療を提供する面で欠かせない．術者が顕微鏡を覗いて処置をしている最中，アシスタントは安全確保と診療補助を同時に行わなければならない．そのため，アシスタント用のモニターはアシスタントから患者を通る延長線上にあることが望ましい．そうすれば，アシスタントは顔の向きを変えずに視線をモニターから患者へ，またはその逆へ素早く移すことができる．また，治療中は目の保護のためにゴーグルや布で患者の目を覆うが，患者の表情が見えなくなるので，アシスタントが時折声をかけて急な体調の変化や異常がないか気を配るのも重要である．

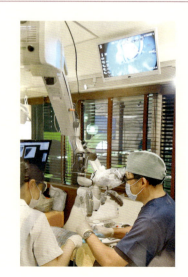

4 12時のポジション（下顎）

　12時のポジションのままで下顎の治療を行うことに慣れない術者が多い．これはミラー像が上下反転することが最大の原因である．しかし，この上下反転することを克服してしまえば，ポジションを大きく変える必要もなく，頬骨弓にレストを置き，両脇を締めて，繊細な手技を行うことができる．

　写真は6̄舌側面の形成の場面である．アシスタントがバキュームで舌を圧排し，3wayシリンジでミラーの曇りを除去する．ミラーは可及的に術野から遠ざけるために軟口蓋辺りに置いている．このようにアシスタントとのチームワークにより下顎臼歯部のミラーテクニックも楽な姿勢で行うことができる．

12時のポジション（下顎）

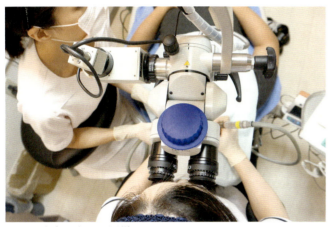

下顎の治療も上顎と同様にアームズイン，アームレスト，パームレスト（P.75参照）をしながら治療できるので，繊細にコントロールでき，アシスタントもつねに同じように対応できるため上達が早い．

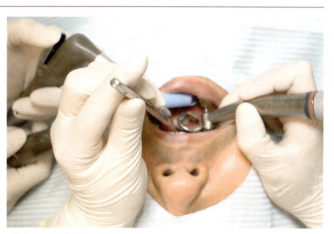

両手ともに頬骨弓にパームレストしている．ミラーは長めに持ち，術野から離す．アシスタントの3wayシリンジはバキュームチップと交差するようにミラーに向かっている．

One Point ［ワンポイント］

■ワンパターンが大切

　顕微鏡歯科治療を上手く行うには，術者もさることながらアシスタントがいかに素早くスムーズにアシストできるかが重要な鍵になる．そのためのポイントは2つある．

　1つめは前述のようにアシスタント用のモニターが見やすい位置に設置されていること．術者と視覚を共有しやすければスムーズに治療が進む．

　2つめは術者の治療をなるべくパターン化すること．アシスタントが術者の意図を把握しやすくするためには，処置の手順，部位毎のポジションなど術者がつねに同じパターンを繰り返すことが非常に重要である．パターン化されていれば上達も早くなる．そのうえでバリエーションを徐々に加えれば，さらに上達できる．

3 理解しておくべき関連事項

　顕微鏡治療におけるポジショニングの重要性と代表的なポジションについて学んできた．しかし，ポジションはそれ単独で決めるものではなく，治療部位，治療器具の種類，操作方向，器具の持ち方，患者の頭位，ミラーの有無などさまざまな関連事項を考え合わせて決めるものである．とくに治療部位，治療器具の種類と操作方向は変えることができないので，器具の持ち方，頭位，ミラーの有無などを変化させながらポジションを選択していくことになる．

1 歯に対するインスツルメントの方向とハンドピース装着の有無

　歯科治療には回転切削器具，超音波機器，ハンドスケーラー，手用ファイル，メスなどさまざまなインスツルメントが使われる．これらをインスツルメントの歯軸に対する操作方向により分類すると，1級，2級の窩洞形成，支台歯軸面形成やNi-Ti製ファイルなど歯軸にほぼ平行に操作する処置と，頬舌側面の窩洞形成や歯根端切除，歯周外科など歯軸にほぼ直角に操作する処置に分けられる．さらに，インスツルメントをハンドピースに装着して用いるものと，直接手で持って用いるものに分けられる．切削用のダイヤモンドポイントやNi-Ti製ファイルなどが前者に，手用ファイルやヘーベル，メスなどが後者に分類される．

　これら操作方向とハンドピース装着有無に着目して歯科治療を分類するとそれぞれ2通りずつ，合計4通りになる．つまり，Type 1：ハンドピースに装着して歯軸に平行に操作する治療（**1**），Type 2：ハンドピースに装着して歯軸に直角に操作する治療（**2**），Type 3：ハンドピースは使わずに手で持ち歯軸に平行に操作する治療（**3**），Type 4：ハンドピースは使わずに手で持ち歯軸に直角に操作する治療（**4**）の4通りである．

歯軸に対する操作方向とハンドピース装着の有無

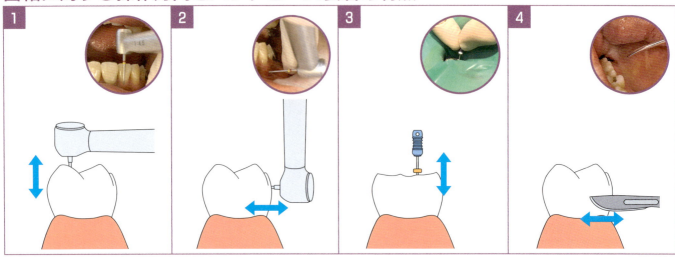

挿入方向とハンドピース装着の有無で分類するとこの4通りがある．

これら4通りの治療には，それぞれインスツルメントを操作しやすいポジションがある．Type 1では歯軸に直角，すなわち12時近辺にポジションをとるとハンドピースが持ちやすい．臼歯部のType 2では歯軸に平行，すなわち8時から11時近辺にポジションをとることでハンドピースが持ちやすいことが多い．臼歯部のType 3では歯軸に平行に操作するインスツルメントを手で持ちやすい8時から11時が適している．臼歯部のType 4では術野に正面から対することのできる8時から11時近辺にポジションをとるとインスツルメントを操作しやすいことが多い．それぞれの治療に適したポジションを適宜使い分けると治療をスムーズに進めることができる．

2　手が安定することの重要性

■アームレスト
　顕微鏡治療にはアームレスト付きのスツールが有効である．インスツルメントを操作する右手はもちろんだが，ミラーを持つ左手が震えても見えなくなる．アームレストに両肘を置くことで手が安定するし，肩への負担も軽減する．つねにレストできるわけではないが"ホームポジション"があることで安定し，体への負担も軽減する．

■パームレスト
　アームレストに加えて手首を頰骨弓や額などに軽く置くことで手を安定させることができる．とくにミラーを持つ左手を置けると視野が安定する．しかし，治療に集中するあまり，患者の眼球や鼻に力を加えないよう注意する．

■アームズイン
　脇を締めることは，手を使って精緻な作業をするうえでは基本的かつきわめて重要である．書きもの然り，縫いもの然り．脇が甘くなると手の安定性が損なわれて作業の質が低下し，肩への負担も増す．

3　ハンドピースの持ち方で"自由度"と"操作性"が変わる

　インスツルメント，とくにハンドピースの持ち方はポジショニングの自由度とインスツルメントの操作性を大きく変えてしまうので重要である．P.77で説明するように"お箸の持ち方"がもっとも自由度が高く，繊細な処置に適している．

4　患者の頭位の調整でポジショニングが楽になる

　患者の頭位を変えることで術者のポジショニングが非常に楽になる．原則として，ミラーを使わずに覗き込む場合とミラーを用いる場合は逆になる．たとえば，ミラーを使わずに下顎を覗く場合は額を上げるようにするが，ミラーを用いる場合は逆に額を下げるようにする．同様に上顎右側第二大臼歯頰側遠心隅角をミラーを使わずに見ようとする場合は顔を左に傾けるが，ミラーを用いる場合は右に傾ける．

7|を直視する場合

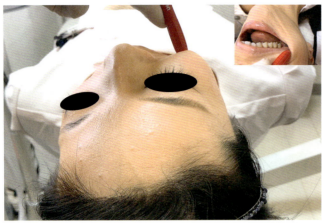

上顎右側第二大臼歯の頬側面のう蝕除去をミラーを使わずに直視する場合．顎は少し下げて，顔を左に回旋させて，右口角を強く引くことで見やすくなる．

7|を鏡視する場合

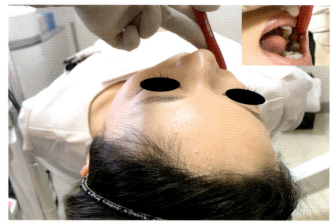

同部位をミラーを使って鏡像を見ながら除去する場合．顎は少し上げて，顔を右に回旋させてミラーを頬側に置く．ミラーに真正面で対することのできる1時の位置にポジションをとると処置しやすい．

5 鏡像の反転

　一般的にミラーを用いて見る鏡像とは左右は反転せず，奥行きが反転する像のことである．術者が12時側にポジショニングして上顎にミラーを用いた場合は，奥行きが反転するだけであるが，下顎にミラーを用いた場合には奥行きに加えて上下も反転することになるので不馴れだと混乱しやすい．術者が8時側へポジショニングすることで上下の反転はなくなるが，ハンドピース等のピックアップやアームズインなどが難しくなる．P.60，61を参考にしてトレーニングし，下顎の鏡像に慣れてしまえばポジショニングは非常に簡単になる．

One Point ［ワンポイント］

■長時間の治療には姿勢も大事！

　長時間にわたる顕微鏡治療の疲労を軽減するには，安定した姿勢で治療を行うことが重要になる．頭の角度は0〜20度，腕は0〜25度，肘は0〜10度，膝は105〜125度がベストである．

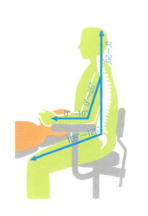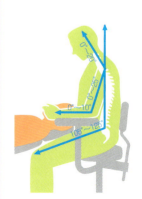

4 治療部位，インスツルメントの方向に応じたポジションの例

　治療部位，治療内容により適宜最適なポジションを選択することが治療の質，スピードに大きく影響する．例を参考に，見えることを最優先しつつ，合理的に治療できるようにポジショニングを身につけてほしい．なお，わかりやすさを優先して写真ではドレープで顔を覆っていないが，実際の治療では必ず患者の目を保護すること．

1　上顎右側第一大臼歯の支台歯形成

■12時のポジション

　軸面形成はハンドピースに付けたバーを主に歯軸に平行に動かす治療である．すると，ハンドピースは9時から3時方向へ向かうことになるので，12時にポジショニングした術者はハンドグリップを"お箸持ち"する．ミラーを用いたこのポジショニングであれば，アームレスト，パームレスト，アームズインすべてが実現できるので非常に安定した治療が可能になる．ただ，頰側面や咬合面の形成は少し難しくなる．

上顎右側第一大臼歯の支台歯形成：12時のポジション

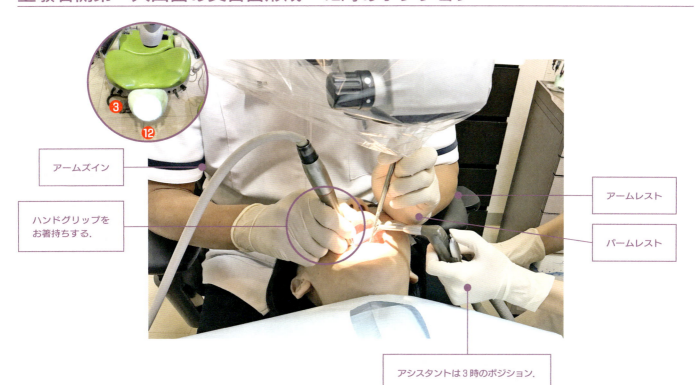

■ 9時〜10時のポジション

　頬側面，咬合面の形成は12時のポジションでは難しくなるので，9時〜10時のポジションに移動する．ハンドピースを"お箸持ち"ではなく"下のお箸"持ち，ミラーは見るためではなく口唇の排除に使う．このポジションであればアームレスト，パームレスト，アームズインすべてが実現できる．患者の顔を少し左に傾けると形成しやすくなる．

上顎右側第一大臼歯の支台歯形成（頬側面・咬合面）：9時〜10時のポジション

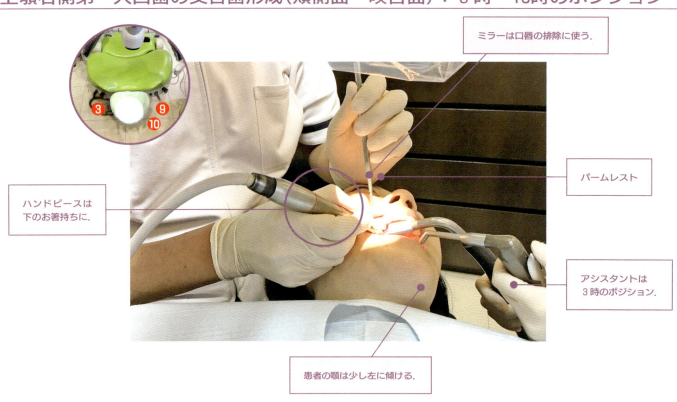

- ミラーは口唇の排除に使う．
- パームレスト
- アシスタントは3時のポジション．
- 患者の顎は少し左に傾ける．
- ハンドピースは下のお箸持ちに．

2　上顎左側第一大臼歯の抜歯

■ 9時〜10時のポジショニング

　ヘーベルは直接手で持って歯軸方向に使うので，9時〜10時のポジションで患者の額を少し下げるように調整するのが手首の方向などから考えて合理的である．同様に鉗子もこのポジションで使用できる．

上顎左側第一大臼歯の抜歯：9時～10時のポジション

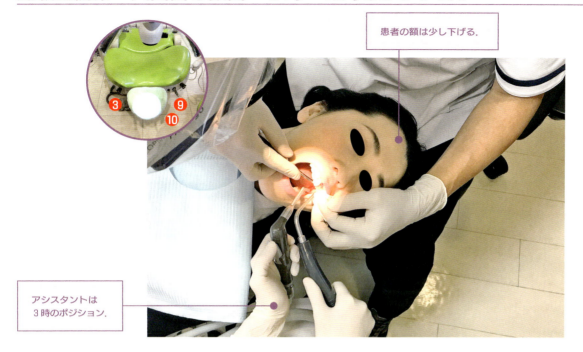

患者の額は少し下げる．

アシスタントは3時のポジション．

■12時のポジショニング

抜歯中に根尖部が破折して，バーで削合する必要が生じた場合には9時～10時のままでは非合理的になるので，前項の『上顎右側第一大臼歯の支台歯形成』のように12時のポジションに変更し，ミラーを適切に用いて破折歯根を"見ながら"削合する．1つの治療でも，そのシチュエーションに応じてポジショニングを変化させることが大切である．

上顎左側第一大臼歯抜歯中の根尖部破折：12時のポジション

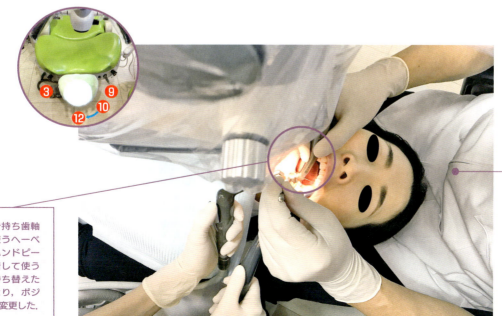

9時～10時のポジションから12時のポジションへ．1つの治療でも状況に応じてポジションを使い分ける．

直接手で持ち歯軸方向に使うヘーベルからハンドピースに装着して使うバーに持ち替えたことにより，ポジションを変更した．

3　下顎右側第二大臼歯近心の2級窩洞形成

■12時のポジション

　ハンドピースに付けたバーを主に歯軸方向に操作する治療なので，ミラーを使って12時のポジションがアームレスト，パームレスト，アームズインの点からももっとも合理的である．患者の額を少し下げて下顎の咬合平面を床と垂直に近づけるとよい．

　前述のように，12時のポジションでは鏡像が奥行きだけでなく上下も反転する．これに対応できなければ8時にポジショニングするとよい．この位置であれば上下の反転は生じないことになる．ただし，パームレストやアームズインは難しくなるのでバーのコントロールが不安定になりやすい．また，右肘が患者の胸の上に近づくので女性の患者などではとくに注意が必要である．

下顎右側第二大臼歯近心の2級窩洞形成：12時のポジション

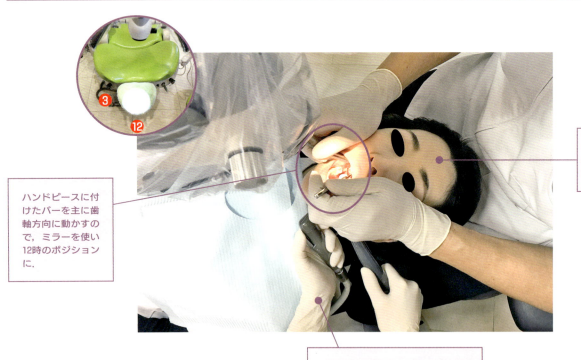

ハンドピースに付けたバーを主に歯軸方向に動かすので，ミラーを使い12時のポジションに．

額を少し下げ，下顎咬合平面を床と垂直に近づける．

アシスタントは3時のポジション．

4　下顎右側第一大臼歯の手用ファイルを用いた歯内療法

■8時のポジション

　手で直接持って歯軸方向に操作する手用ファイルを下顎大臼歯に用いる場合，12時のポジションでは手首を返さなければならないので非常に窮屈になり，手用ファイルの操作が難しい．8時のポジションであれば手首に負担がかからず，さまざまな方向に操作できる．アームレスト，パームレスト，アームズインは実現できないが，そもそもファイル先端を見ながら行う治療ではないことが多いので，操作性を優先する．

下顎右側第一大臼歯の手用ファイルを用いた歯内療法：8時のポジション

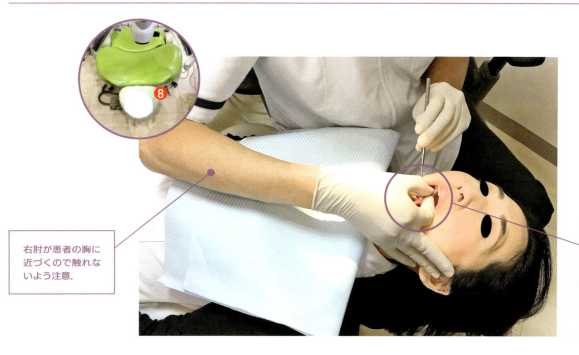

右肘が患者の胸に近づくので触れないよう注意.

手で直接持って歯軸方向に動かす手用ファイルは，8時のポジションであれば手首に負担がかからず操作の自由度も高い.

5 下顎左側第一大臼歯近心根の外科的歯内療法

■10時のポジション

　メスや剥離子など直接手に持つインスツルメントを歯軸に平行から垂直方向に操作し，そのほとんどをミラーを使わずに覗き込みながら行うので，10時のポジションで患者の額を下げ，顔を右に傾けて処置するのが合理的である.

下顎左側第一大臼歯近心根の外科的歯内療法：10時のポジション

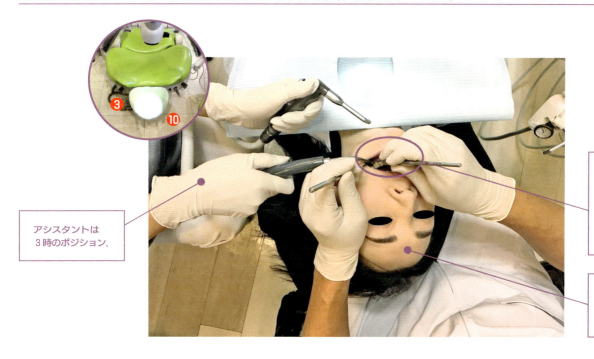

アシスタントは3時のポジション.

ほとんどミラーを使わず，直接手に持つインスツルメントを歯軸に平行から垂直方向に操作する.

患者の額を下げ，顔を右に傾けるとよい.

One Point　　　　　　　　　　　　　　　　　　　　　　　　［ワンポイント］

■水滴がつかないミラーを使うという手も

　顕微鏡下でミラー反射像を見ながら治療をしているとハンドピースからミラーに水滴が付着したり湿気により曇ったりして視界が妨げられることがある．このためミラーをハンドピースから水がかからない位置に移動したりバキュームの位置をミラーの近くに移動したりアシスタントがエアーをミラーに吹きかけるなどの対策をとらなければならない．

　しかし，これらの視覚的障害を一発で改善できるミラーがある．Yirro-plus® self cleaning mirror（DHM-dental，オランダ）はミラーの根元から排出されるエアーによりミラーの表面に付着した水滴や切削片などが吹き飛ばされるので顕微鏡下での治療中に視界が悪化するのを妨いでくれる．アシスタントは治療中に吸引や圧排に集中できるので治療効率も上昇させることができる．

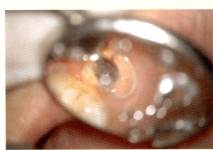
ハンドピースからの水滴がついたミラー．

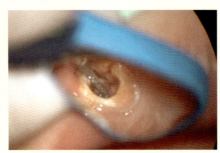
ハンドピースから水滴がつかないミラー（Yirro-plus® self cleaning mirror）．

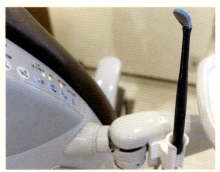
トレーの上に置くのではなくユニットに立て掛けるようになっている（Yirro-plus® self cleaning mirror）．

Column　　　　　　　　　　　　　　　　　　　　　　　　　［コラム］

■歯内療法でのポジショニング

　基本的に歯内療法での術者のポジショニングは前歯では12時，臼歯では10時で，アシスタントのポジショニングは3時である．しかし，下顎臼歯，とくに舌側を切削する場合は，切削器具による舌の傷害を予防するために，アシスタントは2時〜12時の位置にきたほうが舌の圧排をするのに楽である．

　また，下顎の臼歯部の歯内療法では，術者が12時の位置での鏡視像は上下逆転して見えるので慣れないようであれば8時の位置で行ったほうがよい．しかし，ファイルの操作性は手指で行う場合もハンドピースで行う場合も遠心根管では悪くなるので，ニュートラルゾーンの10時に来るのがお勧めである．10時の位置でミラーの反射像が上下逆転しないようにするには，術者の頭位が下顎臼歯の長軸となるべく平行になるようにするとよい．

　上顎大臼歯の歯内療法を行う場合では鏡視像は上下逆転しないが，12時のポジショニングと比べると遠心根管へのファイルの挿入が容易になるのでお勧めである．

　下顎右側臼歯の外科的歯内療法を行う場合は，患者には口は閉じて体を左に向けて寝てもらう．術者と顕微鏡は10時のポジションで，歯根端を直視できるように患者の頭を起こすとよい．アシスタントは3時のポジションで，リトラクターを握る場合は右手で圧排し左手で吸引を行う．この場合，術者の左手は補助的に口唇を圧排し，視野の確保に使うとよい．術者がリトラクターを握る場合は，左手で行い，右手はハンドピースや処置するための器具を握る．

PART 6　顕微鏡をさらに活用しよう

Introduction

　顕微鏡の本質は視野拡大装置である．顕微鏡は複数のレンズやプリズムにより対象物を拡大し，同軸照明により明るく照らし出すことにより肉眼やルーペでは見ることができなかった対象物の詳細を我われの目の前に見えるようにしてくれた．不可能を可能にしたのであり，革命である．

　しかし，顕微鏡が起こした革命はこれだけに止まらない．これまで術者自身しか見ることができなかった視野を，顕微鏡に装着したカメラを通して，第三者も見ることができるようにしたのである．これもまた革命なのである．

　本章では顕微鏡が可能にした術者の視野を通してのコミュニケーションの可能性について解説する．

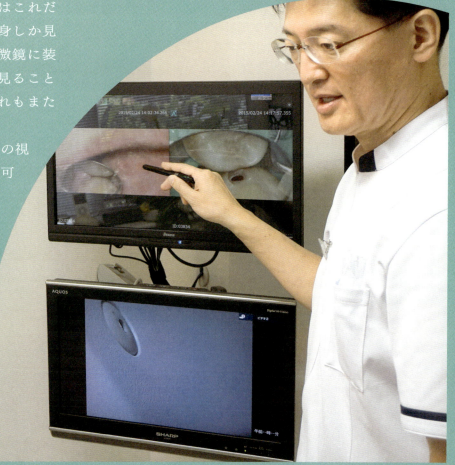

顕微鏡はコミュニケーションにも使える

　旅先で味わった絶景の感動を言葉を尽くして友人に伝えようとしてもなかなか伝わらず，もどかしい思いをしたことがないだろうか．そこにたとえ1枚だけでもスマートフォンで撮影した写真があったら，必ずや見せるだろう．小さな画面の写真を友人と一緒に隅々まで見ながら会話も弾み，友人も笑みをこぼすだろう．さらに，そこにビデオ映像があったらどうだろうか．映像の中でおどけるあなたを見ながら，友人は一緒に笑い転げるに違いない．友人も一緒に旅をしていたような気分を味わい，あなたの感動は共感されるのだ．友人との距離はさらに近いものになるだろう．

　人は同じものを見ると親近感が増すようにできている．顕微鏡の映像を見せることにより，この共感と同じことが術者と患者の間に生じる．術者の視界を映像として映し出し共有することで，患者とのコミュニケーションを未だかつてないところまで深めることができるのだ．

1　患者とのコミュニケーション

　患者と術者との間には大きな壁が2つある．1つは視界の壁である．我々が見ている口腔内の視界を患者は見ることができない．たとえ手鏡越しに覗いてみても，術者の視界には遠く及ばない．同じものを見ることが共感に繋がるのだが，異なるものを見るということはすれ違いに繋がる．もう1つが知識の壁である．専門教育を受けていない患者と我々との間には大きな知識の差があるので，たとえ同じものを見ても，同じように理解することはできない．インフォームドコンセントの必要性が問われるようになり久しいが，この2つの大きな壁が患者と我々の間に立ちはだかり，これを難しいものにしていた．

　この壁を壊して患者と我々のコミュニケーションをスムーズにしてくれるのが，顕微鏡のカメラで映し出される映像である．これにエックス線写真，CT画像，アニメーションソフト，模型などを加えて，これらを有機的に使うことで驚くほど理解が深まり，患者とのコミュニケーションがスムーズに進むのである．

手鏡を使ったコミュニケーション

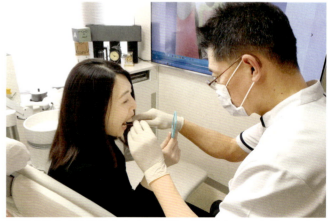

手鏡で見える映像は小さく，治療の前後くらいしか見ることができないため，自ずから理解度も上がらない．

顕微鏡映像を介したコミュニケーション

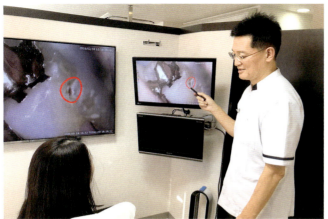

顕微鏡での治療中の拡大映像を見ることで，治療に対する理解が増す．患者の質問も的を得たものになってゆくことが多い．

アニメーションソフトや模型を使った患者教育

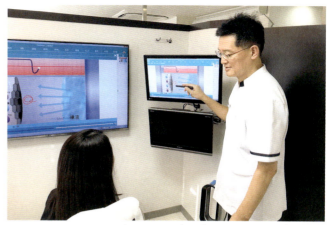

アニメーションソフト(メドバイザーデンタル，モリタ)を用いて患者の知識を増やすことで，顕微鏡映像の意義がさらに深まる．実物大の模型も顕微鏡の効果を際立たせてくれる．

2 スタッフとのコミュニケーション

　現代の歯科医療はアシスタント，歯科衛生士，歯科技工士らとの協業であり，治療の質向上や省力化にはスタッフ間のコミュニケーションがいかにスムーズに行われるかが鍵になる．ここでも顕微鏡映像が大きな働きをしてくれる．

■アシスタントとのコミュニケーション

　そもそもアシスタントは術者がどこを見たくて，何をどうしようとしているのかを知ることはできなかった．術者のすぐ脇にいても詳細は見えなかったからである．ここに顕微鏡映像があれば術者の視線をアシスタントが見ることできるので，その意図，現状を察知し，肉眼の時とは比べようもないほど的確に，スピーディーにアシストしてくれるのである．

■歯科医師，歯科衛生士とのコミュニケーション

　同じ診療室で診療に当たる勤務医や歯科衛生士からアドバイスを求められることがあるが，これも顕微鏡映像を一緒に見ながらであれば，診療後でもじっくり行うことができる．逆に自分の映像を参考に見せることもできるのでコミュニケーションが濃厚になる．

アシスタントとのコミュニケーション

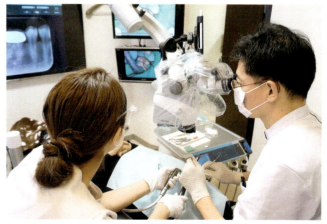

アシスタントが実像と顕微鏡映像の両方を見分けることで，客観的な視線と主観的な視線との2つを得ることになる．これによりアシストの精確さ，タイミングが劇的に向上するのである．

勤務医とのコミュニケーション

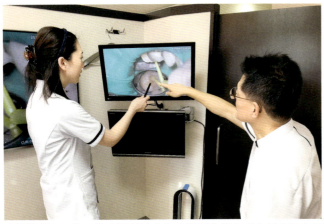

症例検討する際に静止画だけよりも動画を見ながら行うほうが診療の実態を掴みやすいので，教育的効果が高い．

歯科衛生士とのコミュニケーション

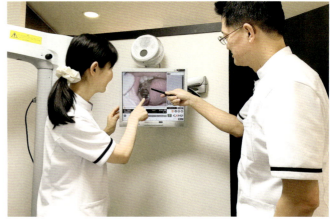

診療中でも後でも映像を見ながら行うコミュニケーションにより，的確な指示を出すことができる．ひいては歯科衛生士の不安も軽減する．

One Point [ワンポイント]

■患者へのプレゼンテーション

われわれにとって患者はクライアントであり，患者へのプレゼンテーションこそ患者の治療に対する評価を高め，治療を円滑にし，ひいては医院経営を安定させるもっとも重要なものの1つだと認識するべきである．そのため，プレゼンテーションはインパクトを与えつつもエレガントに行われなければならない．

プレゼンテーションは治療直後に行うのがもっとも説得力があるが，ハンディカメラや一眼レフカメラで撮影した場合，モニターに映像を映し出すためにはデータをパソコンなどへ移動させる必要がある．無線LAN搭載SDカードを使えば，カードの抜き差しをせずに無線でデータをパソコンなどへ転送できるので便利である．

Head Mount Display (眼鏡型液晶ディスプレー)を治療中の患者に装着すれば，治療しながらプレゼンテーションを行うことができる．多くの患者にとっては初めての体験であり，インパクトが非常に大きい．ただ，画質があまり高くないので，治療の詳細まで見えないことが多い．HMDは一般の家電量販店等では取り扱いが少ないので，ネットで購入することになる．小さいものがお勧めである．

プレゼンテーションの際，ハードディスクレコーダー等で録画したものを再生しながら行おうとすると，目的のポイントを探し出すのに手間取ることが多く，患者の注意力が散漫になってしまいがちなので，注意する．

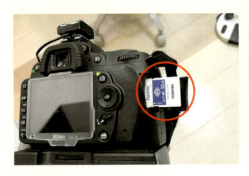
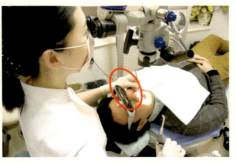

左：無線LAN搭載SDカードの例．FlashAir(TOSHIBA)は，カメラからカードを抜き差しする手間なしでデータが自動的に転送される．

右：HMDを患者に装着してブラッシング指導をすれば，毛先の入り具合などを実感してもらいながら見せることができるので，効果が高い．

2 コミュニケーションのための機器

　顕微鏡の重要な機能であるImaging(映像化)によってアシスタントとはもちろんだが，患者や他のスタッフともコミュニケーションを深化させることができることは前項で述べた．とくに患者とのコミュニケーションは医院経営にも直結するのできわめて重要である．「顕微鏡を導入したものの使われていない」となる多くの原因はここにある．つまり，顕微鏡ではなくコミュニケーションのための機器に不足があり，活用しにくい状態に陥っているのである．顕微鏡を活かして高精度の治療を提供するためにも，コミュニケーションのための機器を十分に吟味して導入することを強くお勧めする．

1 内蔵カメラ

　治療映像の入口であるカメラの質は重要であり，良好なコミュニケーションへの入口でもあるので，妥協することなく自分の治療スタイルに合ったものを選ぶべきである．

　多くの顕微鏡のなかで内蔵カメラタイプが選択できる機種は数種類に限られている．購入後にカメラを内蔵させることはできないので，機種選定には注意を要する．後述する外付けカメラでは鏡体のバランスが変化して取り回しが悪くなることもあるが，内蔵カメラタイプではその心配は無用である．デザインは鏡体の外側に出るものがないのでシンプルである．画質は現在ではハイビジョンカメラが標準となり，臨床的には十分な画質となった．カメラのメンテナンスも不要で，電源スイッチすらないほどシンプルな使い勝手なので，複雑なカメラ機能を扱うことに不慣れな方やとくに画質に拘わらないのであればお勧めである．

EXTARO(カールツァイス)

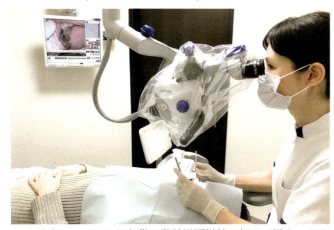

ハイビジョンカメラを内蔵．歯科用顕微鏡に初めて導入されたフルオロエッセンスモードにより，古いCRなどを映し出すことも可能．またiPadへ画像転送できる．次世代の顕微鏡である．

Bright Vision(ペントロン)

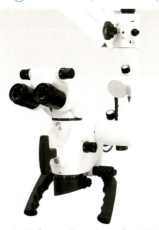

ハイビジョンとスタンダードカメラ，外付けカメラから選択できる．

Leica M320(ライカ)

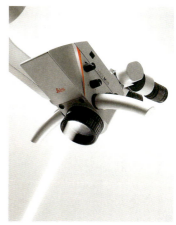

録画機能付きハイビジョンカメラを内蔵．

2 外付けカメラ

　外付けカメラはビームスプリッターを介して鏡体に接続し撮影する．アダプターを変えることで専用カメラ，一眼レフカメラ，ミラーレス一眼レフカメラから家庭でもよく使われているハンディカムカメラやスマートフォンまで，さまざまなタイプのカメラを取り付けることができる．静止画の画質を重視するなら一眼レフカメラ，動画の画質重視なら専用カメラ，価格重視であればハンディカメラなどがお勧めとなる．ただし，一眼レフカメラなどでは撮影状況により設定を変える場合もあり，ある程度カメラについての知識が必要である．スマートフォンは記録容量に限りがあるが，タブレット端末と同期できるなど発展性がある．

　一方，カメラを外側に付けることによって鏡体のバランスが変化するので，フリクションが緩いと鏡体が回転してしまうことになる．これを防ぐためにフリクションを締めると顕微鏡の操作性が低下してしまう．これを解消する機能がカウンターバランス機構であるが，この機能がある顕微鏡は限られる．つまり，外付けカメラを選択する場合には，カウンターバランス機構が付いている顕微鏡を選択することをお勧めする．

カメラに関係するさまざまなオプション

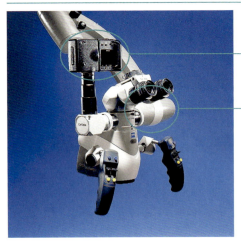

カウンターバランス機構を備えたPROergo（カールツァイス）．外付けカメラ，その他のオプションを鏡体に装着しても，前後左右のバランスを回復させることができる．前後のバランスを回復できない製品もあるので注意が必要である．

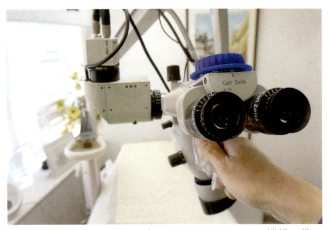

PicoMORA（カールツァイス）はカウンターバランス機構は備えていないが，モラーインターフェースによりカメラを付けても左右のバランスへは影響しない．

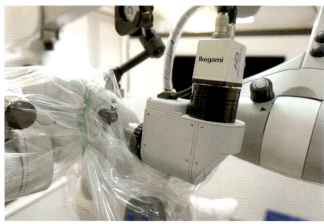

MKC500HD（Ikegami）はオートアイリス機能があるので，より鮮明な映像を簡便に撮ることができる．

3 記録装置

　内蔵カメラの場合はカメラから独立した記録装置が必要なことが多く，PC，ハードディスクレコーダー，録画・プレゼンテーション専用機などがある．外付けカメラは記録装置を兼ねているものも多いが，なければ別途記録装置が必要になる．

　記録装置には多くの種類があるが，その選択基準として記録の ON/OFF の簡便さを挙げておく．術者が治療に集中しながら，思ったとおりのタイミングで記録の開始・停止をコントロールするにはフットペダルを導入するのが望ましい．手を使うリモコンやマウスだと治療を中断することになり，患者利益に繋がらない．アシスタントに指示してもベストなタイミングからずれてしまう．

さまざまな記憶装置

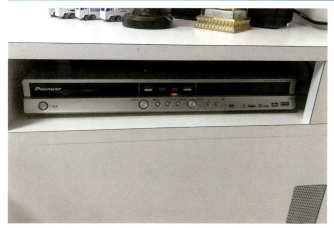
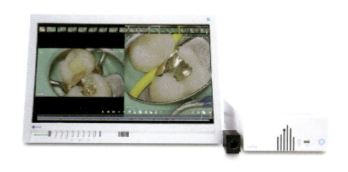

ハードディスクレコーダー（左）と録画・プレゼンテーション専用機 ADMENIC-DVP 2（カリーナシステム，右）．

足でコントロールできる ADMENIC-DVP 2 のスイッチ

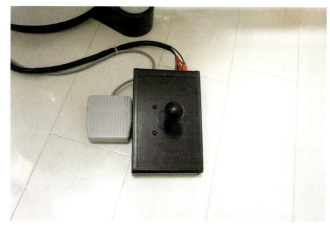

左のグレーのペダルが ADMENIC-DVP 2 のスイッチ．踏めば録画がスタートし，長く踏めばストップする．また，録画中に短く踏めば静止画を切り出してくれる．1 つのペダルだけですべてをコントロールしているので，踏み間違いが生じにくい．右の黒のペダルは顕微鏡の倍率・フォーカスのコントロール用である．

4 機材の配置

　顕微鏡治療中は小さな動きでも不用意に生じると治療に悪影響が生じてしまう．人間は顔の向きを変えるとそれに応じて上半身もわずかに動いてしまうのが普通である．バキュームや3 wayシリンジで患者に触れているアシスタントが，モニターを確認するために顔の向きを変えると手元が動いてしまう．すると拡大視野下の治療が滞ってしまうのである．ここで重要なことは，モニターの位置である．アシスタントが口腔内を直視できることに加えて，顔を動かさずに視線を移動するだけでモニターを見られる位置，方向にする．図の位置ならば，術者も視線を動かすだけでモニターを確認することができる．多くの場合，モニターを設置するのは8時〜9時の位置になる．

機材の配置例と実際の写真

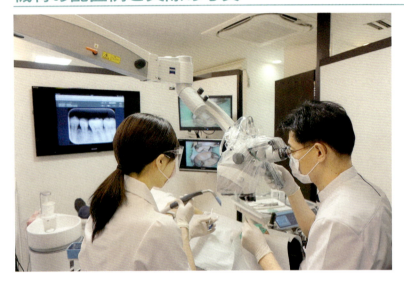

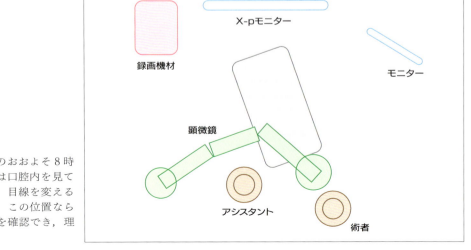

ポイントはモニターと術者・アシスタントの位置関係．視線を動かすだけで確認できる位置にモニターを設置する．

理想的な位置に置かれたモニター．術者のおおよそ8時の位置モニターがあれば，アシスタントは口腔内を見ていた状態から顔の向きを変えることなく，目線を変えるだけでモニターを見ることが可能である．この位置なら術者も同様に目線の動きだけでモニターを確認でき，理想的である．

One Point

［ワンポイント］

■使える映像を撮影するためのポイント

■撮影では高倍率に

自身で撮影した映像を再生してみると「自分が顕微鏡で見ていたときはハッキリ見えていたハズなのに映像では見えない……」と感じることが多い．これは，ヒトは意識が集中しているところ以外は見えなくなるのが原因である．そのため，撮影では治療に必要な倍率よりも少し高倍率にする必要がある．

■アシスタントの声かけでセンターに

また，治療部位が映像の中心から外れてしまうことも起こりやすい．これも原因は同じである．治療に集中するあまり自分がレンズの端の部分で見ていることに気付いていないのである．これを防ぐには，モニターを見ているアシスタントに中心からずれてきたことに気付いたら「センターお願いします」と声かけしてもらうようにするとよい．

■水滴や唾液に注意

観察する部位の水滴や唾液にも注意したい．下に示した写真のように，水滴があることで輪郭がぼやけたり，細部が不明瞭になってしまう．必要に応じて乾燥させるとよい．

■適切な照明で「写っているのに見えない」をなくす

照明の強さ，方向を調整して観察部位が確実に照らし出されているようにする．

撮影では高倍率に

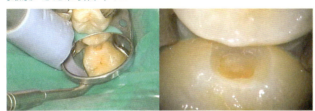

左の映像を患者に見せながら「エナメル象牙境にう蝕が残っています」と説明しても伝わらないだろう．倍率を5倍から18倍にあげれば，明瞭になる．

水滴や唾液に注意

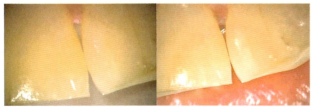

左の写真では歯間部に水滴があり不明瞭だが，右の写真のように乾燥することで歯間離開していることが明瞭になる．

観察部位はセンターに

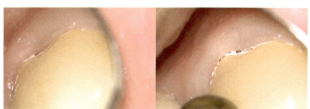

左の写真では観察部位が左に寄ってしまっている．右の写真ではほぼ中心で撮影できている．

照明は適切に

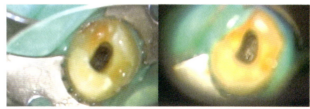

左の写真では根尖部は画面には映っているが照明が当たっていないため見ることができない．右の写真のように顕微鏡の方向を調整したり，照明の絞りを調整することで根尖部が映し出される．

3 専用機を用いた患者へのプレゼンテーション

　患者へのプレゼンテーションの例として，筆者（三橋）が日常臨床で使用している録画プレゼン専用機を用いたプレゼンテーション法を解説する．録画・プレゼンテーションシステムとしては ADMENIC-DVP 2 を使用している．これは P.89 にあるように 1 つのフットペダルで録画の開始・停止のコントロール，そして再生時の目印であるマーカーを入れることを治療を止めることなくコントロールしているので，治療が終わった時点で編集ができているわけである．そのため，治療直後に治療動画を使い，ポイントを絞ったプレゼンテーションを短時間で行うことができるのである．

専用機での患者へのプレゼンテーション

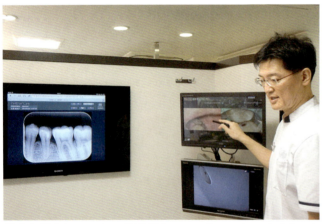

筆者が指さしているのが DVP 2 のモニター．タッチパネルなので，患者の注意をそらすことなく，再生映像をコントロールしつつプレゼンテーションすることができる．

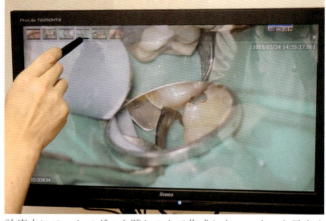

診療中にフットペダルを踏むことで作成したマーカーを示すサムネイルをタッチすると，瞬時にそこから再生されるので，動画であっても簡単に効率よく扱うことができる．

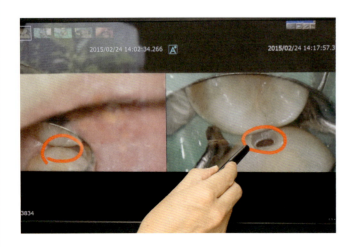

わずかな操作で 2 画面表示にすることも可能．治療前後を静止画だけでなく，動画で説明することができる．さらに，アノテーションを書き込むこともできるので，より印象的なプレゼンテーションになる．

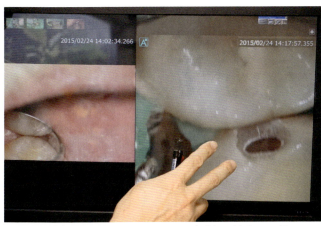
さらに2本指でタッチすることで，画面上で拡大して見せることができる．"拡大して見る"という顕微鏡歯科治療と同じコンセプトに沿ってプレゼンテーションすることができる．

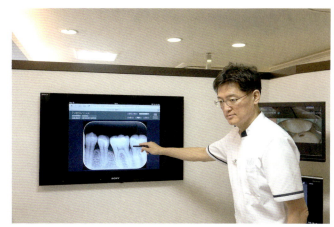
エックス線写真も併用して説明する．

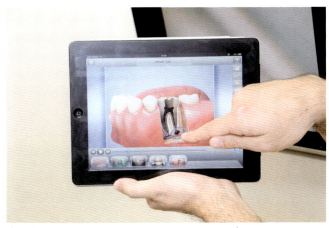
患者向け説明用のアニメーションソフトウェア（Medvisor dental, モリタ）．きれいなイラストを用いるより，アニメーションのほうが基本的な知識が少ない患者に治療の概要・目的を理解してもらうには優れている．

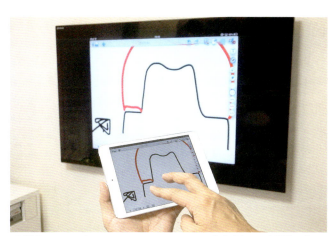
手書きソフト（Note Anytime, Metamoji）を用いて解説を加える．拡大してもジャギーにならない点で，顕微鏡治療とコンセプトが似ている．

　顕微鏡歯科治療の大きな特長が動画を示しながらコミュケーションをすることができることである．とかく材料の違いでしか説明できなかった歯科治療であるが，これにより治療の"質の違い"を伝えることができるようになった．

　しかし，患者は歯科治療に対する基本知識が乏しく，治療の何が重要で，どのようにすべきなのかを知らない．つまり歯科治療に対する評価基準がわれわれ歯科医師とは異なるのである．その患者にただ動画を見せるだけではプレゼンテーションの体を成さない．治療を記録した動画にアニメーションソフト，手書きソフト，エックス線写真などを加え，その治療の意義，こだわるべき点などを言葉で明確に説明することで，患者のもつ評価基準を刷新し，再定義する必要がある．こうすることで，顕微鏡治療がはじめて評価されるのである．患者へのプレゼンシステムと言葉による説明は，顕微鏡歯科治療にとってきわめて重要である．

Column

■顕微鏡治療とプレゼンテーションはローリスク・ハイリターン

　顕微鏡の導入は一開業歯科医院としては，金銭的に大きい案件になる．低価格の顕微鏡も出回っているが，それでも百万円は下らない．高機能顕微鏡であれば一千万円以上の費用が必要になる．さらに，トレーニング期間が必要であり，追加器材も必要になる．経営者として顕微鏡の導入を躊躇するのは当然である．

　そこで顕微鏡導入を投資として捉えてみることをお勧めする．投資には費用が必要であるが，その投資に見合うリターンが見込めるのであれば投資する価値がある．問題はリターンである．顕微鏡を臨床に取り入れても，定点数＆低点数の日本の健康保険制度のなかだけでは投資に見合うリターンを得られないことは容易に予想ができる．必然的に自由診療の割合を増やさなければならない．費用を負担する患者の側に立てば，顕微鏡治療の価値を認識すれば自由診療を選択することになるが，その価値を認識できなければ自由診療の選択をすることはない．すると我われの投資が失敗する結果となる．

　人間にとって，自分が知らないことは世の中にないのと同じことである．患者に顕微鏡治療の価値を知らせることができなければ，顕微鏡治療の価値がないと同じになってしまうのである．ここをハッキリと認識していないと悲劇が起こる．顕微鏡を導入してはみたものの，器材費や治療時間がかかるばかりで経営が苦しくなり，ひいては顕微鏡を導入した自分の判断を悔いて顕微鏡治療も辞めてしまうのである．

　これは，患者に顕微鏡治療の価値を知らしめるための努力と器材投資をしなかったことが原因の悲劇である．この Part 6 で解説したプレゼンテーションの重要性を認識していなかったのである．顕微鏡導入時には，顕微鏡のみならず，プレゼンテーションのための器材と時間がその後のリターンの大きさを決定することを認識して投資することを強くお勧めする．ここに投資している医院は未だ少ないので失敗するリスクは非常に少なくローリスクと言える．顕微鏡治療とプレゼンテーションはローリスク・ハイリターンの投資なのである．

PART 7 顕微鏡歯科治療の可能性

Introduction

　顕微鏡が治療をしてくれるわけではない．顕微鏡は肉眼では見えなかったものを見えるようにするものでしかない．しかし，見えることが今まで不可能だったことを可能にするのである．これまでのパートを1つずつクリアしていけば，顕微鏡の基本的な使い方は身につくはずである．慣れるまで少し時間がかかるかもしれないが，根気よく続ければ必ずできるのでがんばってほしい．
　Part 7では顕微鏡によって可能になった治療を紹介する．ご自身の可能性を感じてもらえるはずである．

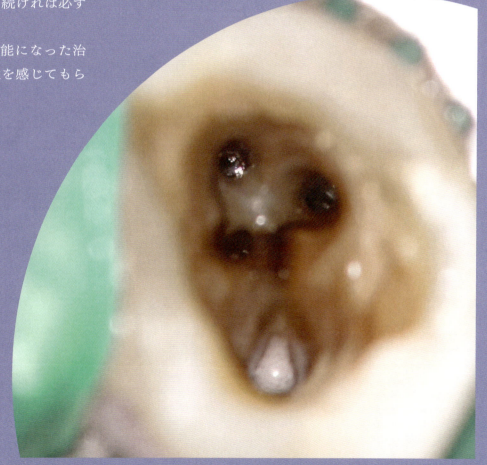

1 根管内の破折器具の除去

　顕微鏡を使いこなせるようになると難易度の高い症例も容易に行うことができるようになる．とくに狭く暗い根管内は顕微鏡下で見ると，広く明るい場所に変化するので治療の難易度は大きく改善される．肉眼で行う歯内療法は手指の感覚に頼りに治療を進めていくため，経験を積まないかぎり予知性は高くない．しかし顕微鏡下では実際に根管内を"見る"ことができるので，経験を積まなくても必然的に予知性は高くなる．自分の行う治療の進行状態を見ることができるので，治療の達成度合いも把握でき，術者の治療意欲も自然と増大させることができる．

　人間の心理として見えないものは怖いものである．たとえば，「お化け」は見ることができないので心理的に恐怖を感じるものである．しかし，見ることができれば恐怖心は瞬間的に消滅してしまう．難易度が高いとされていた「根管内の破折器具の除去」も同様である．「見えなかった」または「見ようとしなかった」ために恐怖心が先行していた破折器具除去は，以前は大変に困難だったが，顕微鏡により明るく拡大された根管内の破折器具は心理的にも自然とその除去は容易に思えてくる．そして，実際に顕微鏡下で見ることができる破折器具の除去は容易であることが報告されている．

　Part 7 では顕微鏡を用いることで可能になった治療を紹介するが，まずは顕微鏡下での破折器具の除去がいかに容易にできるかを紹介する．本症例では，根管内に4本の破折器具を認めたが，顕微鏡下で根管内の4本の破折器具をそれぞれはっきりと拡大した状態で見ることができた．そのため，正確な根管形成をすることですべての器具を予知性をもって除去することができている．顕微鏡を使用しなければ，これらの処置はほぼ不可能であったことはいうまでもない．

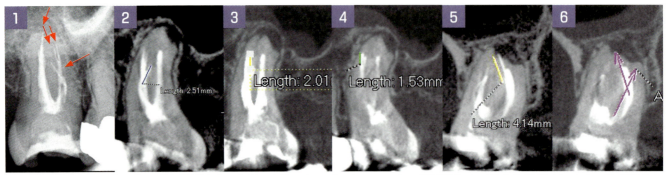

患者は上顎右側第二大臼歯の感染根管治療の依頼で来院した．デンタルエックス線写真とCBCTから根管内に4本の破折器具を認めた（1：矢印）．それぞれの破折器具の長さをCBCTで測定するとMB根管歯冠側にある1つ目の破折器具が2.51mm（2），根尖側の近心側にある2つ目の破折器具が2.01mm（3），その隣にある3つ目の破折器具が1.53mm（4），口蓋根管内にある4つ目の破折器具が4.14mm（5）だった．口蓋側の湾曲度は41.84°（6）であることから，ループ（7）での除去が示唆される．

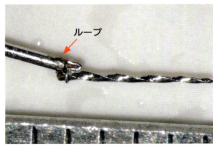

7 ループは破折器具の長さが4.5mm以上ある場合に用いられる．根管形成後に破折器具が緩むのを顕微鏡で確認できたら，ループで破折器具を把持して牽引除去するようになっている．

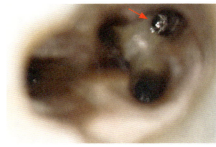

8 根管充填材を除去し顕微鏡下でMB根管を観察すると，1つ目の破折器具が見えるようになった．

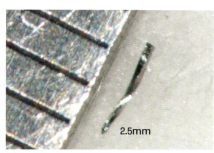

9 超音波チップにて除去した器具は2.5mmだった．

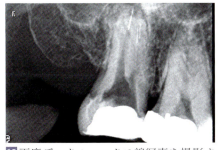

10 再度デンタルエックス線写真を撮影するとMB根管と口蓋根管内に残る3本の破折器具がはっきりと確認できた．

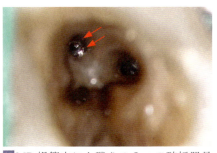

11 MB根管内にも残りの2つの破折器具が認められる（矢印）．

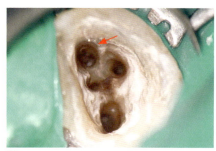

12 続いて2つ目と3つ目の破折器具を超音波で除去した．

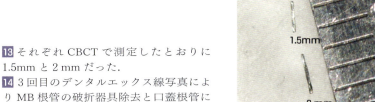

13 それぞれCBCTで測定したとおりに1.5mmと2mmだった．
14 3回目のデンタルエックス線写真によりMB根管の破折器具除去と口蓋根管に残る破折器具を確認した．

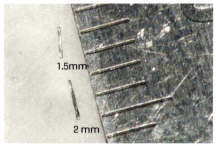
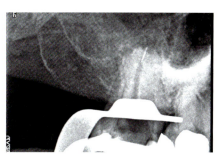

15 残る口蓋根管内の破折器具を顕微鏡下で確認したところ，湾曲が強いため部分的にしか見えていない．まったく見えないよりは見えているほうが超音波チップで形成するときに正確に切削できる．
16 CBCT画像を参考に湾曲度に合わせて超音波チップにプレカーブを付与．

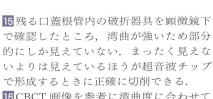
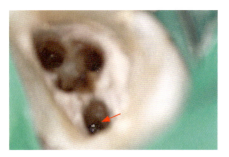
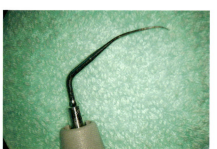

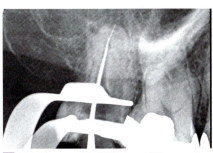

17 超音波チップを根管内に挿入し，デンタルエックス線撮影をしてずれていないかを確認した．

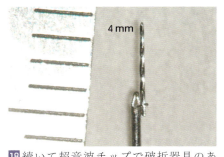

18 続いて超音波チップで破折器具のある湾曲根管内湾側を切削し，破折器具をループで除去した．

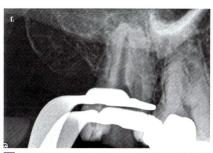

19 4回目のデンタルエックス線写真を撮影して4つ目破折器具の除去を最終確認．

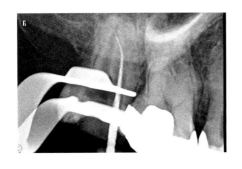
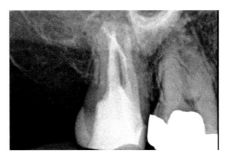

20 各根管の根管形成を行い，とくに湾曲の強い MB 2 根管にファイルを挿入し，ずれがないことをエックス線写真を撮影して確認．
21 MTA で全根管を根管充填．

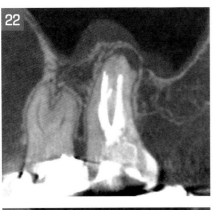
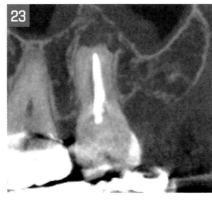
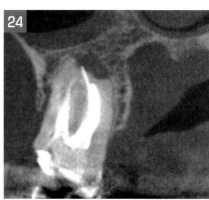
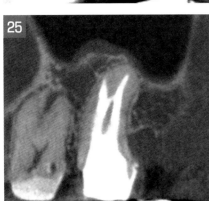
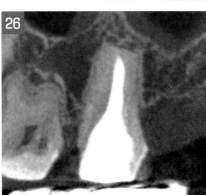
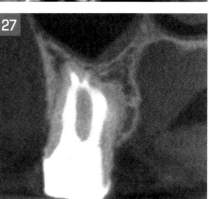

感染根管治療の目的は，感染を除去し根尖歯周炎を治癒させることなので，術後半年で CBCT を撮影して確認したところ，術前にあった透過像は消失していた．術前の CBCT（上段）．Sagittal View では遠心頬側根（22）と口蓋根（23）に，また Coronal View でも口蓋根に根尖透過像を認めた（24）．術後 6 か月の CBCT（下段）．Sagittal View で遠心頬側根にあった根尖透過像は消失している（25）．また，口蓋根にあった大きな根尖透過像も完全に消失している（26）．Coronal View でも口蓋根の根尖透過像は完全に消失してることが認められる（27）．

2 見落としやすい う蝕の診断

う蝕の治療介入の判断にはう窩の有無が大きく影響するが，臼歯部隣接面を肉眼で見ることは不可能なので見落とされるう蝕が多かった．しかし，顕微鏡で臼歯部隣接面を歯間離開したわずかな隙間を拡大視することによってう窩の有無を判断できるようになり，診断精度が向上した．また，たとえ肉眼で見やすい部位でも，う蝕検知液で染め出される範囲が小さくなるほど見落とされやすくなる．漫然と窩洞を見るのではなく，"う蝕の見落としはないか"と目的をもって観察することが大切である．

1 臼歯部隣接面の見落としやすいう蝕

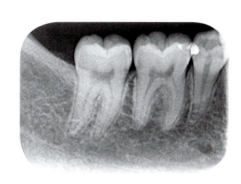

1 22歳，女性．検診希望で来院．下顎右側臼歯部には自覚症状もなく，デンタルエックス線写真でも隣接面う蝕の存在はわかりにくい．

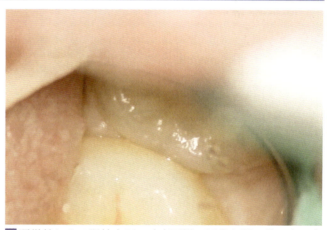

2 顕微鏡による弱拡大下の咬合面観．写真上側が第二大臼歯である．う窩も，変色も認められない．

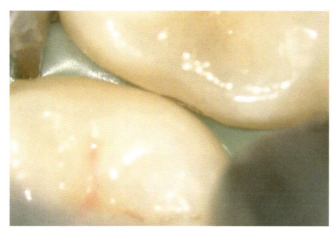

3 バイタインリングを装着することにより30μmほど歯間離開した状態．顕微鏡で強拡大して観察すると第二大臼歯近心面にう窩の存在が認められる．

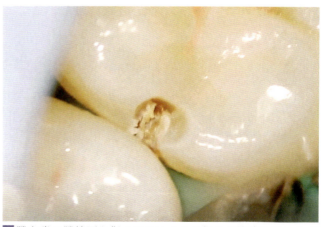

4 隣在歯の隣接面を傷つけないように細心の注意を払いながらエナメル質を削合すると，軟化象牙質が多量に認められた．頰舌側にエナメル質があるのでデンタルエックス線写真だけでは見逃しやすい．

顕微鏡歯科治療の可能性

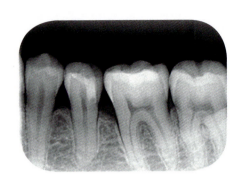

5 45歳，女性．下顎左側臼歯部に自覚症状はない．デンタルエックス線写真でも隣接面に透過像は認められない．

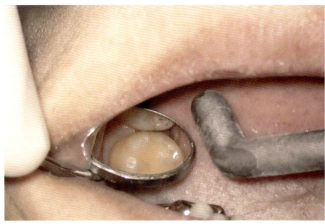

6 低倍率での顕微鏡映像．第一大臼歯と第二大臼歯の隣接面にう蝕を示す窩や着色は見られない．

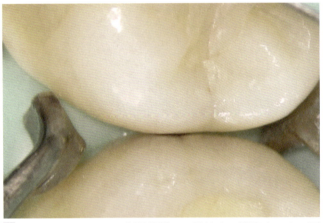

7 バイタインリングで歯間離開して強拡大で観察すると，両隣接面に黒く変色したう窩が観察される．カリエスリスクが高いことも考慮して，治療介入することとした．

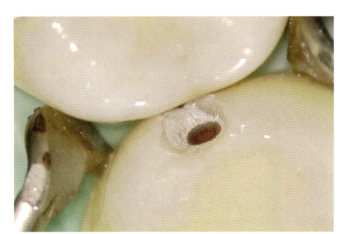

8 第一大臼歯の遠心部を削合すると赤茶色に変色した軟化象牙質が広がっていた．

2　窩洞形成中に見落としやすいう蝕

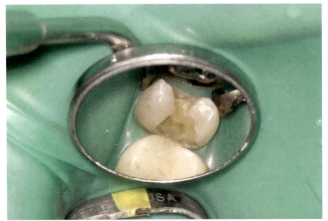

1 インレーの二次う蝕を治療中．検知液で染色，水洗したところ．低倍率ではう蝕の残りはないように見える．

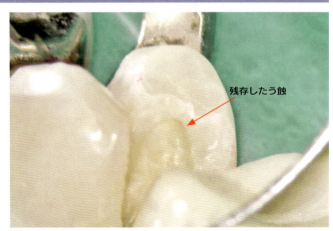

2 倍率を上げて，舌側窩洞内面を観察するとエナメル象牙境にう蝕が残存しているのがわかる．

3 精度を求めた コンポジットレジン修復

「見落としやすいう蝕の診断」の項で提示した症例の修復である．とかく審美性がクローズアップされることの多いコンポジットレジン（CR）修復であるが，臼歯部隣接面においては審美性よりも辺縁適合性が重要である．ところが，肉眼では隔壁の適合性を"見て"確認することができず，結果としてCRがはみ出して新たなプラークトラップになってしまうことが多かった．しかし，顕微鏡の拡大視を用いることで高精度の隔壁法が可能となり，適合性の高い修復ができるようになった．

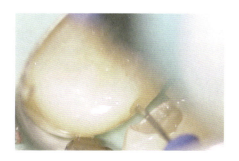 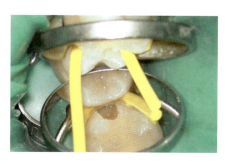

1 第二大臼歯近心面の充填は極細のチップを用いて窩洞外へあふれ出ないように充填する．
2 Wedjets（タカラ）とバイタインリングを用いたラバーウエッジ法の隔壁．

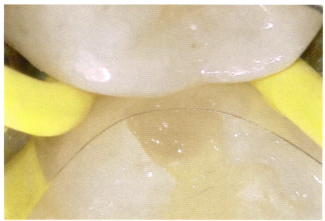 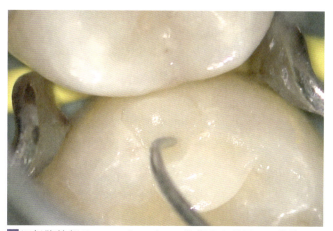

3 コンタクトをわずかに越えた高さまでフロアブルレジンを充填することで，この後の充填を楽にする．

4 辺縁隆線部はペーストレジンの粘稠度を利用して豊隆を回復する．

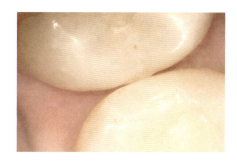 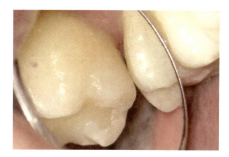

5 処置直後の咬合面観．残存歯面に沿った充填が完了している．
6 頬側から見た隣接面観．CRの溢出がなく，辺縁隆線の湾曲も再現されている．

4 わかりにくい破折の診断

　歯の破折は見逃したり，治療介入のタイミングを逃してしまうと歯に致命的な悪影響を与えてしまう．破折の確定診断は破折線の確認であるが，初期の破折線の幅は非常に細く，肉眼では見えないために診断ができなかった．しかし，顕微鏡で拡大視することによって，早期に診断して破折拡大の防止策をとることが可能になった．一方，破折線が歯根面にまで延伸していても健康な歯周組織を保っていることもあり，破折線の存在＝抜歯ではないことも顕微鏡にの拡大視によって理解できるようになった．

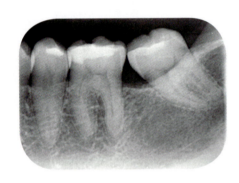

■1 44歳，女性．自発痛はないが，ガムを噛むと少し痛む．デンタルエックス線写真では破折線や骨吸収は認められない．

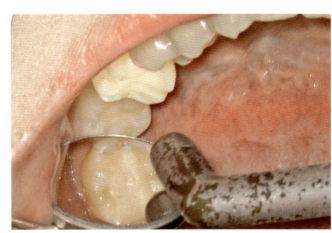

■2 近心から咬合面にかけて広範囲のコンポジットレジン（CR）修復が施されているが，二次う蝕は認めない．

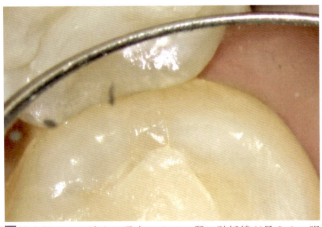

■3 拡大視すると遠心の残存エナメル質に破折線が見える．咀嚼痛があるので破折を疑いCRを除去することにした．

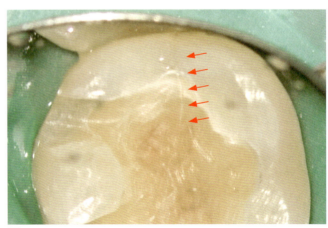

■4 CRを除去したところ．エナメル質の破折線が象牙質にまで延伸してきているのが見える．この後，クラウンにすることで症状は消失した．

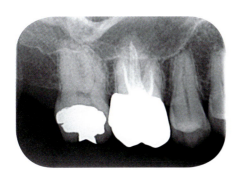

5 62歳，男性．上顎右側臼歯部に軽度の咬合痛があり，何度もアンレーが脱離している．歯槽骨の吸収は認められない．

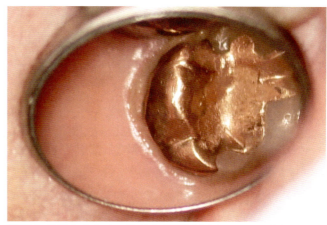

6 残存歯質が少なく，臨床的歯冠長も短いため，歯冠長延長術が必要と判断した．

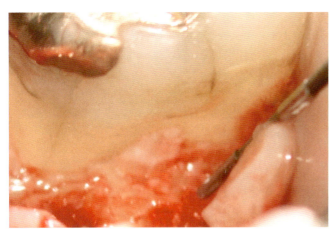

7 フラップを開いたところ，遠心舌側隅角部に歯冠部から歯根面に続く破折線が見えた．

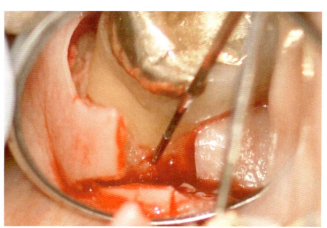

8 破折線相当部の歯槽骨には吸収はないことが確認された．

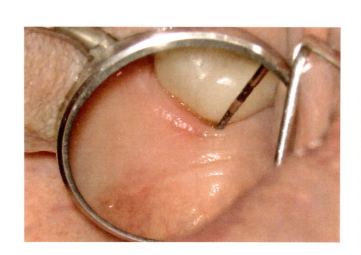

9 生活歯髄のままクラウンを装着して3年後の様子．ポケット深さは3mm以下で変化なく，骨吸収していない．

5 隣在歯を傷つけない支台歯形成と印象採得

　支台歯形成においてもっとも重要なことの1つは，隣在歯の隣接面を傷つけないことである．隣在歯の隣接面を傷つけてしまうと新たなう蝕の発生率が上がってしまうからである．これを防ぐために"薄皮一枚残すように形成すべし"と言われるが，臼歯部では困難を極める．これも顕微鏡により非常に簡単に行うことが可能になった．また印象採得においても，歯肉溝内の印象材内に混入した気泡を見つけだして脱泡することにより，成功率は飛躍的に向上する．

1 最後方臼歯の支台歯形成

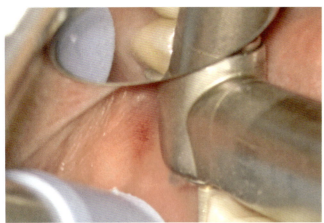

❶上顎左側第二大臼歯の頬側面をミラーで見ながら形成している．

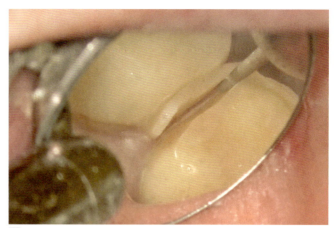

❷第一大臼歯の遠心面を誤切削しないように形成するには，形成面と第一大臼歯遠心面を同時に見ることが重要である．

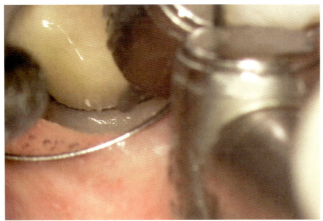

❸第二大臼歯遠心面の形成であっても見ながら行えるので，深さ，厚みのコントロールができる．

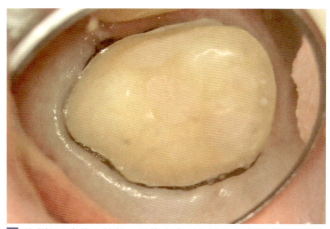

❹形成終了直後の状態．最後方歯でも滑らかな形成面が得られ，歯肉も傷ついていない．

2 歯肉溝内を見ながら印象材を流す

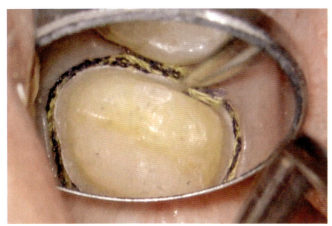

1 絹糸と圧排糸による二重圧排をして，歯肉を乾燥する．

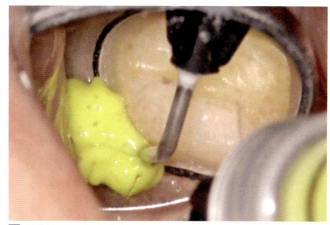

2 顕微鏡下で歯肉溝内に気泡が入らないように印象材を流してゆく．

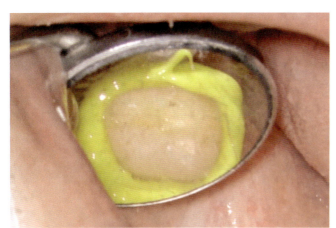

3 一見すると印象材が一周流れたように見える．

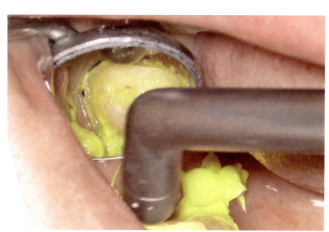

4 エアーを弱圧で吹きかけて印象材を薄くすると，近心寄りの頬側歯肉溝に気泡が入っているのが見えたので，もう一度印象材を流した．

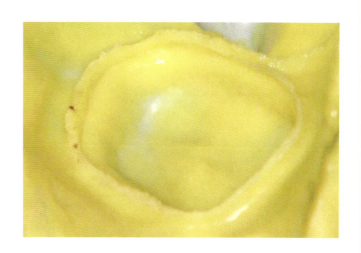

5 気泡が入っていた近心寄りの頬側面も形成限界まで印象が採れているのがわかる．

6 安全な抜歯

難抜歯，埋伏智歯抜歯を難しくする大きな原因は見えないことである．根尖までなら20mm近くあり，出血により視界が遮られる．しかも，向こう側には下顎管や上顎洞など損傷を避けるべきものが近接している．歯根膜腔にヘーベルを入れて脱臼する，深く削りすぎないように歯冠を切断して除去する……．見えればたやすい処置かもしれないが，狭く暗い口腔内で盲目的に行うとなると非常に難しく，危険である．しかし，これを顕微鏡下で行えば安全性が飛躍的に高まるのである．

1 破折した根尖の抜歯

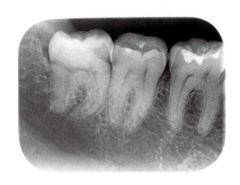

1 35歳，女性．智歯周囲炎のために抜歯することになった．

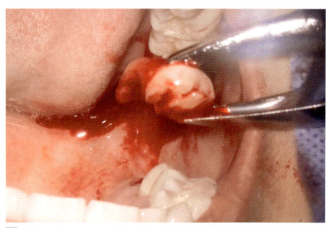

2 湾曲歯根のため，近遠心に分割してから近心を抜歯した．

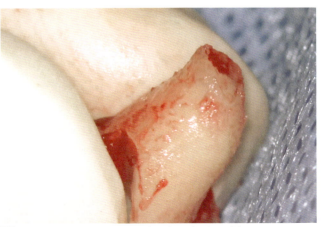

3 顕微鏡で拡大視すると，遠心根の根尖が破折しているのが明らかである．

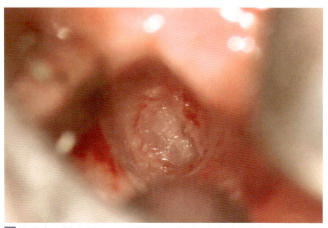

4 抜歯窩を拡大視すると破折した根尖の断面が確認された．

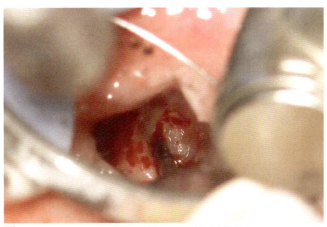

5 顕微鏡により歯根膜腔を見ながら拡大形成することができる．

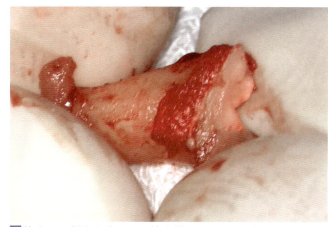

6 抜去した根尖を合わせて拡大視したところ．根尖は90°湾曲していたのがわかる．

2 下顎管が近接した下顎埋伏智歯抜歯

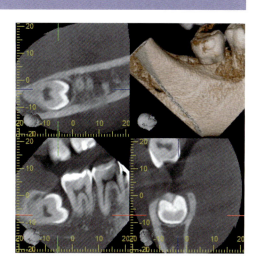

1 下顎右側の水平埋伏智歯．分割するラインの直下に下顎管が走行している．

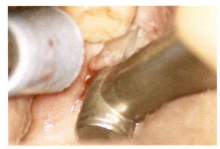

2 写真のような直視だけではバー先端の深さを見ることができない．

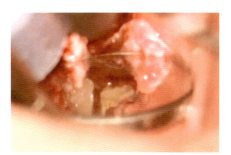

3 歯頸部で分割し，さらに歯冠は頬舌に分割した．骨面との境界面で切削できているのがわかる．

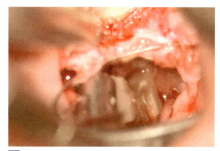

4 歯冠の頬側半分を除去したところ．残りの舌側部分と歯根との境界面が明瞭に見える．

5 歯冠は除去されて，歯根の断面を確認することができる．
6 抜去された歯根．安全確実に抜歯することができた．

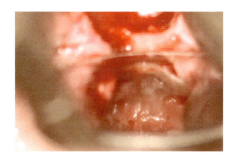

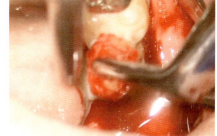

PART 7 精密さが結果にダイレクトに反映するペリオドンタルマイクロサージェリー

　審美歯周外科も顕微鏡の恩恵を大きく受けた分野である．正確な切開線の設定，フラップ弁の厚みの調整，縫合のテンションのコントロール……．審美歯周外科においては，たった1つのミスでもその結果に影響を及ぼし，意図した結果が得られない．これを顕微鏡下で行うことで1つひとつのステップの精度が向上し，それを積み重ねることで計画したとおりの結果を得ることができるようになった．健康で審美的な補綴処置のためにも手の内に入れておきたい技術である．（症例提供：京都府開業・中田歯科クリニック　中田光太郎氏）

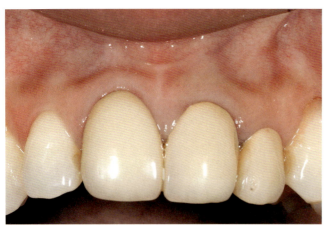
1 患者は43歳，女性．上顎前歯部の審美的問題を主訴に来院．レジン前装冠の経年的劣化および歯頸ラインの不調和が認められる．

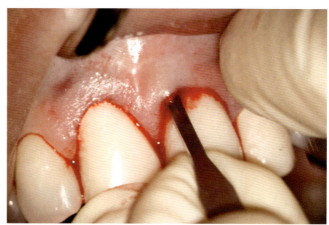
2 外科的な補綴前処置による歯肉の厚みの確保と，歯頸ラインの整合のためのクラウンレングスニングをマイクロサージェリーにて行う．トンネリング形成時．

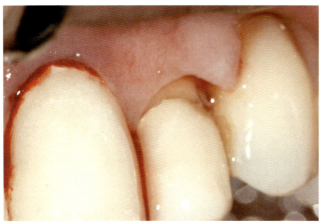
3 上顎両中切歯のトンネル形成後，左側側切歯のレングスニングのため，遠心乳頭のみ切開を加え骨にアクセスしている．通常4～8倍の拡大率を多用する．

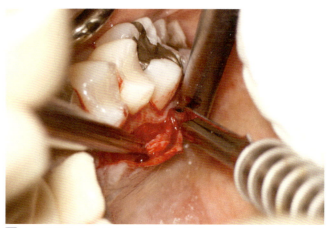
4 口蓋粘膜よりの結合組織採取．術者がマイクロスコープのエルゴノミクスの恩恵を受ける典型的な処置である．採取する結合組織が鮮明に確認できる．

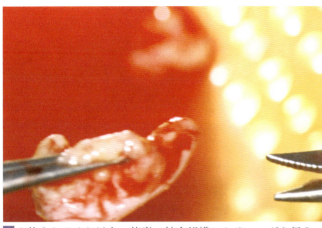

5 8倍またはそれ以上の倍率で結合組織のトリミングを行う．結合組織と，移植の生着阻害因子となる脂肪・腺組織が明確に区別できる．

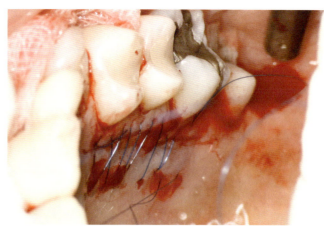

6 縫合時．マイクロサージェリーでは，6-0，7-0またはさらに細い縫合糸を必要によって使い分ける．それにより少ない侵襲，早い創傷治癒を獲得できる．

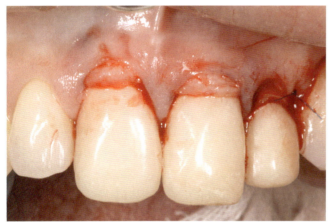

7 左側側切歯のレングスニング終了と採取した結合組織のトンネリングフラップ内への設置時．唇側のフラップを傷つけずに形成できるのは，拡大処置が寄与する．

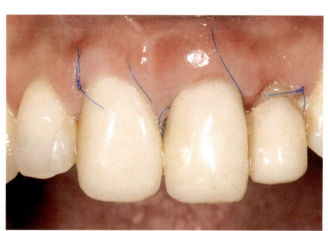

8 抜糸時の状態．術後2週間で懸垂縫合その他の抜糸を行うが，この時期での治癒の早さ，創面の良好な状態がマイクロサージェリーのアドバンテージである．

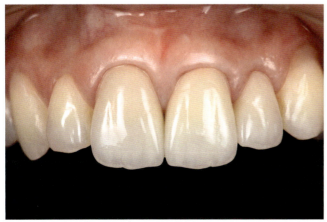

9 術後3年の状態．問題なく経過しており，また審美的にも良好を維持している．

「はじめて」の顕微鏡の「おわりに」

　私が初めて顕微鏡でヒトの歯を観察したのは，1999年の冬の日のことでした．小学校2年生の長女の永久歯でしたが，そのときの感動は今でも忘れていません．10年も歯科治療をしていたはずなのに，歯を初めて見たような驚きでした．すぐに導入して使い始めたのですが，当時は顕微鏡歯科治療についての情報はごくわずかしかなく，苦労の連続でした．この本はその頃の自分に向けた本でもあります．

　本文では主に技術的なことを解説しましたので，まとめとして上達のコツを記してこの本をおわりにしたいと思います．

1．動画でのプレゼンテーションをすること

　プレゼンテーションをするためには顕微鏡映像を編集する必要がありますが，この過程が上達のために非常に効果が高いのです．映像編集のためには繰り返し同じ場面を見返すことになるので，治療中には気付いていない無駄な操作や，見落としを発見したり，ときには新たな治療アイディアが浮かんでくることもあります．「見せる」ことを意識した編集作業は，自分の手技の詳細を振り返ることになり，上達に繋がるのです．

2．仲間を作ること

　増えてきたとはいえ，顕微鏡歯科治療を実践する医院は未だ少ないのが現状です．顕微鏡歯科治療の悩み，疑問などは使っていない人には相談できません．"顕微鏡の仲間"を作って情報交換すると上達のためのコツや便利アイテムなどを知ることができます．そのために最適なのが，顕微鏡歯科医の集まりである日本顕微鏡歯科学会です．学術大会の懇親会やシーズンズセミナーなどに参加して，仲間を作ることを強くお勧めします．たとえ近くに仲間がいなくても，編集した動画をDropboxなどのクラウドストレージで送信して，評価し合えば間違いなく上達します．

　最後に，筆者の細かい注文に最後まで対応してまとめあげてくれたクインテッセンス出版編集の齋藤明香さんをはじめ北峯社長，スタッフの方々に感謝いたします．もっとも尊敬する歯科医師のおひとりである寺内先生と共著できたことは大変な光栄でした．また貴重な症例写真をご提供いただいた中田光太郎先生のご厚情にも感謝いたします．

　そして，いつも当院の顕微鏡歯科治療を支えてくれるスタッフのみんな，とくに解説写真撮影に協力してくれた壹岐亜衣先生，増田佳子さん，ありがとう．そして，仕事でも家庭でも私の良きパートナーである妻京子に，ありがとう．

2018年3月　　三橋　純

〔著者略歴〕

三橋　純（みつはし　じゅん）

新潟県出身
新潟大学歯学部卒業，新潟市三橋歯科医院勤務
2000年，東京都世田谷区で開業
日本顕微鏡歯科学会副会長

寺内吉継（てらうち　よしつぐ）

神奈川県大和市開業
医療法人社団インテリデントCT＆米国式根管
治療センター理事長，東京医科歯科大学歯学部
非常勤講師，AAE認定講師

クインテッセンス出版の書籍・雑誌は，歯学書専用
通販サイト『歯学書.COM』にてご購入いただけます．

PCからのアクセスは…
歯学書　検索

携帯電話からのアクセスは…
QRコードからモバイルサイトへ

QUINTESSENCE PUBLISHING
日本

はじめての顕微鏡
マイクロスコープが「見える」「使える」ようになる本

2018年5月10日　第1版第1刷発行
2023年5月20日　第1版第2刷発行

著　　者　三橋　純／寺内吉継

発 行 人　北峯康充

発 行 所　クインテッセンス出版株式会社
　　　　　東京都文京区本郷3丁目2番6号　〒113-0033
　　　　　クイントハウスビル　電話(03)5842-2270(代表)
　　　　　　　　　　　　　　　(03)5842-2272(営業部)
　　　　　　　　　　　　　　　(03)5842-2275(編集部)
　　　　　web page address　https://www.quint-j.co.jp

印刷・製本　サン美術印刷株式会社

Printed in Japan
ISBN978-4-7812-0620-2　C3047

禁無断転載・複写
落丁本・乱丁本はお取り替えします
定価はカバーに表示してあります